Das Urinsediment

Josefine Neuendorf

Das Urinsediment

Mit 201 Abbildungen

Springer

Josefine Neuendorf
Dozentin für Labordiagnostik

Weitere Informationen sind verfügbar unter: www.neuendorf-labordiagnostik.de

Bei Anregungen und Fragen erreichen Sie mich unter: info@neuendorf-labordiagnostik.de

ISBN-13 978-3-642-37809-6 ISBN 978-3-642-37810-2 (eBook)
DOI 10.1007/978-3-642-37810-2

Die Deutsche Nationalbibliothek verzeichnet diese Publikation in der Deutschen Nationalbibliografie; detaillierte bibliografische Daten sind im Internet über http://dnb.d-nb.de abrufbar.

Springer Medizin

Planung/Projektmanagement: Diana Kraplow
Lektorat: Thalia Andronis, Köln
Umschlaggestaltung: deblik Berlin
Fotonachweis Umschlag: Josefine Neuendorf
Satz und digitale Bearbeitung der Abbildungen: Fotosatz-Service Köhler GmbH – Reinhold Schöberl, Würzburg

Gedruckt auf säurefreiem und chlorfrei gebleichtem Papier

Springer Medizin ist Teil der Fachverlagsgruppe Springer Science+Business Media
www.springer.com

Josefine Neuendorf unterrichtet an der Akademie für Gesundheitsberufe Heidelberg
des Universitätsklinikums Heidelberg und ist Dozentin für medizinische Labordiagnostik.

Danksagung

Besonders danke ich meinem Mann und meinen Kindern. Ohne ihr Verständnis hätte ich niemals die Zeit und die Ruhe gefunden, dieses Werk zum Abschluss zu bringen.

Für die stetige Unterstützung und die konstruktive Kritik danke ich besonders Valerie von Freyhold, Ingrid Hanika, Cornelia Lehmann und Werner Kietzmann.

Danken möchte ich auch Prof. Dr. Rüdiger Waldherr für die Bereitstellung der Tumorpräparate.

Vorwort

Die Betrachtung und Prüfung des Urins hat eine jahrtausendjährige Tradition, die als Uroskopie oder Harnschau bereits in Mesopotamien und im alten Ägypten praktiziert und später durch Galen von Pergamon in seiner Säftelehre perfektioniert wurde. Bis weit in das frühe Mittelalter hinein blieb sie das wichtigste diagnostische Mittel im Bereich der Humoralpathologie.

Einiges, was bereits in der Frühzeit praktiziert wurde, behauptete seinen Platz auch in der modernen Medizin: Im Rahmen der klassischen Harnschau wurde der erste Morgenurin in einem durchsichtigen kolbenförmigen Glasgefäß genannt Matula aufgefangen und hinsichtlich Konsistenz, Farbe und Beimengungen untersucht. Wegen der als »unfehlbare diagnostische Methode« für fast alle Krankheiten von den mittelalterlichen Ärzten angesehenen Harnschau erhob man seinerzeit dieses Uringlas zum Standessymbol der Ärzteschaft. Im weiteren Verlauf bereicherten immer mehr chemische Nachweisverfahren die Uroskopie, aber erst im 20. Jahrhundert wurde die lichtmikroskopische Untersuchung eingeführt.

In der heutigen modernen Schulmedizin wird der Urin zum Harnsediment aufbereitet, um seine festen Bestandteile wie z.B. Zellen oder Kristalle mittels modernster Mikroskopie zu beurteilen.

Mit Frau Neuendorf als Dozentin bieten wir seit einigen Jahren mit großem Erfolg Urinsedimentdiagnostik-Seminare für Nephrologen an. Wir haben es ihr zu verdanken, dass die Kunst der Beurteilung des Harnsediments im vorliegenden Buch weiterlebt – vollständig beschrieben und unterstützt durch wunderbares Bildmaterial. Ohne Zweifel wird dieses Werk eine unverzichtbare Hilfe für jeden in der Nierenheilkunde Tätigen sein.

Dr. med. Martina Fliser
Fachärztin für Laboratoriumsmedizin
Leiterin Bereich Nephrologie
Labor Dr. Limbach & Kollegen Heidelberg

Einleitung

Die Vorteile der Urindiagnostik sind eindeutig:
- einfach zu gewinnendes Untersuchungsmaterial
- schnelle Diagnostik
- schnelle Resultate
- hohe differenzialdiagnostische Aussagekraft
- preiswerte Diagnostik

Die medizinischen Erkenntnisse haben in punkto Urinsedimentdiagnostik zugenommen, jedoch integrieren wir unser aktuelles Wissen nur unzureichend in die heutige Diagnostik. Wir müssen wieder präziser werden. Das mikroskopisch Gesehene kann differenzierter erkannt und folglich besser interpretiert werden. Allgemeinaussagen wie »das Urinsediment enthält Epithelien und/oder Erythrozyten« sind nicht zielführend. Wir müssen den charakteristischen morphologischen Merkmalen eines Urinsedimentbestandteils Rechnung tragen und diese auch entsprechend zuordnen und benennen. Nur so kann ein fundierter Urinsedimentbefund mit dem Hinweis auf ein renales oder postrenales Krankheitsgeschehen formuliert werden.

Zentrales Anliegen des Buches ist die Wiederaufwertung der Urinsedimentdiagnostik mit einer zeitgemäßen Benennung und einer differenzialdiagnostischen Bewertung der Urinsedimentbestandteile. Ferner werden detaillierte Anleitungen für die exakte Verarbeitung des Urins zum Urinsediment gegeben.

Die vermittelten Kenntnisse über Mikroskopiertechniken, Wartung und Pflege des Mikroskops sind entscheidend für ein ermüdungsfreies Arbeiten und erleichtern die morphologische Bestimmung der Zellbestandteile. Alle hier genannten Aspekte der korrekten Verarbeitung des Urins garantieren reproduzierbare Ergebnisse.

Sich autodidaktisch die Zellmorphologie anzueignen, ist sehr schwierig und zeitintensiv, da es sich bei den zu mikroskopierenden Präparaten um frische Nativpräparate handelt, die nicht fixiert und damit nicht archiviert werden können.

Benötigt werden somit präzise Fotografien der Urinsedimentbestandteile, um das mikroskopisch Gesehene leichter vergleichen und zuordnen zu können. Aus diesem Grund enthält das Buch eine Vielzahl an Digitalfotografien in der Hellfeld- und parallel dazu in der Phasenkontrast-Mikroskopie. Weiterhin können anhand vieler Beispiele Auswertung und Befundung des mikroskopischen Bildes geübt werden.

In meiner Seminartätigkeit erfahre ich zum Thema Urindiagnostik einen sehr großen Informationsbedarf bei Nephrologen, Urologen, Medizinstudenten, medizinisch technischen Laborassistenten und medizinischem Fachpersonal. Die äußerst positive Resonanz der Seminarteilnehmer veranlasste mich dazu, die wesentlichen Inhalte in Buchform zusammen zu fassen.

Josefine Neuendorf
Heidelberg 2013

Inhaltsverzeichnis

Teil 1

1 **Mikroskop** 3
1.1 Mikroskopaufbau 4
1.2 Reinigung und Pflege des Mikroskops 4
1.3 Wartung des Mikroskops 5
1.4 Lampenwechsel 5

2 **Köhlern des Mikroskops** 7
2.1 Das Köhlern oder die Justierung des Mikroskops 8
2.2 Kurzanleitung Köhlern 9

3 **Phasenkontrastmikroskopie** 11
3.1 Lichtweg der Phasenkontrastmikroskopie 12
3.2 Ausrüstung für die Phasenkontrastmikroskopie 13
3.3 Zentrierung der Phasenringe 13

4 **Makroskopische Beurteilung des Urins** 15
4.1 Farbe 16
4.2 Geruch 16
4.3 Trübung 16

5 **Mikroskopische Beurteilung des Urins** 17
5.1 Herstellen des Urinsediments 18
5.2 Fehlercheckliste Urinsedimentherstellung 18
5.3 Exkurs: Zentrifugentypen 19
5.4 Zentrifugennomogramm 20
5.5 Herstellen des Nativpräparats 21
5.6 Umstellen des Mikroskops zwischen Hellfeld und Phasenkontrast 22
5.6.1 Mikroskopumstellung von der Hellfeld- in die Phasenkontrastmikroskopie 22
5.6.2 Mikroskopumstellung von der Phasenkontrast- in die Hellfeldmikroskopie 23
5.7 Präparatspezifische Einstellung des Mikroskops 24
5.8 Quantitative Beurteilung/Einheiten 24
5.9 Exkurs: Sehfeldzahl und Normalwerte 25

6 **Anatomie der Niere und der ableitenden Harnwege** 27

7 **Beschreibung der Urinsedimentbestandteile** 29
7.1 Erythrozyten 30
7.2 Leukozyten 31
7.3 Epithelien 31
7.3.1 Exkurs: Zellbeschreibung 33
7.4 Zylinder 33
7.5 Mikroorganismen 36

7.6 Kristalle . . . 37
7.6.1 Pathologische Kristalle . . . 38
7.6.2 Nichtpathologische Kristalle . . . 38
7.7 Sonstige Sedimentbestandteile . . . 40
7.8 Artefakte . . . 40

8 Anfärben von Urinsedimentbestandteilen . . . 43
8.1 Färbetechniken . . . 44

9 Zellzählung in der Fuchs-Rosenthal-Zählkammer . . . 45
9.1 Exkurs: Fuchs-Rosenthal-Zählkammer . . . 46

10 Quellenangaben . . . 49

Teil 2

11 Urinsedimentbestandteile in der Hellfeld- und Phasenkontrastmikroskopie . . . 53
11.1 Eumorphe Erythrozyten . . . 55
11.2 Hämaturie . . . 57
11.3 Dysmorphe Erythrozyten . . . 58
11.3.1 Vergleich: Akanthozyten – Stechapfel-Ec . . . 59
11.4 Hefezellen und Pilzfäden . . . 60
11.4.1 Haufenbildung: Hefezellen und Pilzfäden . . . 62
11.4.2 Hefezellen mit Chlamydosporen . . . 63
11.4.3 Vergleich: Hefezellen – Akanthozyten . . . 64
11.4.4 Bakterien, Pilzfäden, Schleim . . . 65
11.5 Leukozyten . . . 66
11.5.1 Alte Leukozyten . . . 67
11.5.2 Leukozytenansammlungen . . . 68
11.5.3 Exkurs: Neutrophile, Eosinophile, Lymphozyten . . . 69
11.5.4 Histiozyten oder Makrophagen . . . 70
11.6 Trichomonaden . . . 71
11.7 Epithelien . . . 72
11.7.1 Plattenepithelien . . . 73
11.7.2 Übergangsepithelien . . . 73
11.7.3 Vergleich: Plattenepithel – Übergangsepithel . . . 74
11.7.4 Vergleich: Nierenepithelien – tiefe Urothelzellen . . . 75
11.7.5 Alte Epithelien . . . 76
11.7.6 Fettkörnchenzellen . . . 76
11.7.7 Vergleich: Fettkörnchenzellen – Histiozyten . . . 77
11.7.8 Vergleich: Fettkörnchenzelle – Histiozyt – Leukozyt mit phagozytierten Hefezellen – alte Epithelzelle . . . 78
11.7.9 Epithelien mit Viruseinschlüssen: Beispiel Decoy-Zellen . . . 78
11.7.10 Tumorzellen . . . 79

11.8 **Zylinder** . . . 80
11.8.1 Unechte Zylinder = Schleimfäden . . . 80
11.8.2 Hyaline Zylinder . . . 81
11.8.3 Alte Zylinder . . . 82
11.8.4 Granulierte Zylinder . . . 83
11.8.5 Mikroskopiertechnik: Beispiel Zylinder . . . 84
11.8.6 Leukozytenzylinder – Erythrozytenzylinder . . . 84
11.8.7 Epithelzylinder . . . 85
11.8.8 Wachszylinder . . . 86
11.8.9 Fettzylinder und Fettkörnchenzellzylinder . . . 87
11.8.10 Große Zylinder: Erythrozytenzylinder, Wachszylinder . . . 88
11.9 **Bakterien** . . . 90
11.9.1 Mengenangaben bei Bakterien . . . 91
11.9.2 Exkurs: Vaginalabstrich . . . 92
11.10 **Spermien** . . . 93
11.11 **Kristalle** . . . 94
11.11.1 Vergleich: Leucin – Ammoniumurat . . . 94
11.11.2 Cholesterin . . . 94
11.11.3 Harnsäurekristalle . . . 95
11.11.4 Urate . . . 96
11.11.5 Vergleich: Urate – amorphe Erdalkaliphosphate . . . 97
11.11.6 Ca-Oxalate: Briefkuvertform, rund, oval, Sanduhrform . . . 98
11.11.7 Tripelphosphate: Sargdeckelform . . . 99
11.11.8 Tripelphosphate: Balken . . . 100
11.12 **Artefakte** . . . 101
11.12.1 Glassplitter, Pollen, Stärkekörner . . . 101
11.12.2 Luftblasen und Fetttröpfchen . . . 102
11.12.3 Fasern, Staub, Haare . . . 103
11.12.4 Weitere Artefakte . . . 104

Teil 3

12 **Mikroskopisches Urinsediment – Auswertung und Befundung** . . . 107
12.1 **Auswertung** . . . 109
12.1.1 Leukozyturie . . . 110
12.1.2 Leukozyturie und Bakteriurie . . . 111
12.1.3 Leukozyturie mit Leukozytenzylinder . . . 111
12.1.4 Bakteriurie und Kristallurie . . . 112
12.1.5 Bakteriurie und Lipidurie . . . 113
12.1.6 Kristallurie . . . 114
12.1.7 Kristallurie und eumorphe Hämaturie . . . 115
12.1.8 Kristallurie und Fettzylinder . . . 116
12.1.9 Eumorphe Hämaturie . . . 117
12.1.10 Dysmorphe Hämaturie . . . 118
12.1.11 Hefezellen und eumorphe Hämaturie . . . 121
12.1.12 Hefezellen, Pilzfäden und Kristallurie . . . 122

12.2 Befundung . . . 123
12.2.1 Befundungsblatt Urinstatus . . . 123
12.2.2 Eumorphe Hämaturie . . . 125
12.2.3 Eumorphe Hämaturie und Kristallurie . . . 125
12.2.4 Dysmorphe Hämaturie . . . 126
12.2.5 Dysmorphe Hämaturie mit Erythrozytenzylinder . . . 127
12.2.6 Dysmorphe Hämaturie und Fettkörnchenzellen . . . 128
12.2.7 Hefezellen, Pilzfäden und Leukozyturie . . . 129
12.2.8 Hefezellen mit Chlamydosporen . . . 130
12.2.9 Hefezellen und Leukozyturie . . . 131
12.2.10 Hefezellen und Pilzfäden . . . 132
12.2.11 Hefezellen . . . 133
12.2.12 Leukozyturie . . . 134
12.2.13 Leukozyturie mit eumorpher Hämaturie . . . 135
12.2.14 Leukozyturie mit tiefen Urothelzellen . . . 136
12.2.15 Leukozyturie – alte Urinprobe . . . 137
12.2.16 Bakteriurie . . . 138
12.2.17 Bakteriurie und Leukozyturie . . . 139
12.2.18 Bakteriurie und eumorphe Hämaturie . . . 140
12.2.19 Bakteriurie und Kristallurie . . . 141
12.2.20 Kristallurie . . . 142
12.2.21 Lipidurie mit Lipidzylinder (gefärbt) . . . 143
12.2.22 Lipidurie mit Fettkörnchenzellzylinder (ungefärbt) . . . 143
12.2.23 Epithelzylinder . . . 144
12.2.24 Zylindurie . . . 144
12.2.25 Trichomonaden . . . 145
12.2.26 Normalbefund . . . 146

Teil 4

13 Urinsediment-Quiz . . . 149
13.1 Sammelbild aller Urinsedimentbestandteile . . . 150
13.2 Zuordnung aller Urinsedimentbestandteile . . . 151
13.3 Übungsblatt zum Ausfüllen . . . 152
13.4 Was ist was? Bakteriurie und/oder Kristallurie? . . . 153
13.4.1 Auflösung . . . 154
13.5 Was ist was? Hämaturie? . . . 155
13.5.1 Auflösung . . . 156
13.6 Was ist was? . . . 157
13.6.1 Auflösung . . . 158
13.7 Was ist was? . . . 159
13.7.1 Auflösung . . . 160
13.8 Was ist was? . . . 161
13.8.1 Auflösung . . . 162
13.9 Richtige mikroskopische Ebene? . . . 163
13.9.1 Auflösung . . . 163

13.10 Schematische Urinsedimentbilder – Quiz 164
13.10.1 Zelluläre Bestandteile 164
13.10.2 Epithelien 165
13.10.3 Zylinder 166
13.10.4 Kristalle 167

Stichwortverzeichnis 169

Legende

aGsfd = alle (beurteilten) Gesichtsfelder

Akantho = Akanthozyten

Bakt = Bakterien

Ca-Oxa = Calcium-Oxalate

dysEc = dysmorphe Erythrozyten

EcZyl = Erythrozytenzylinder

EpithZyl = Epithelzylinder

Erdalkaliph = amorphe Erdalkaliphosphate

eumEc = eumorphe Erythrozyten

Fettközl = Fettkörnchenzellen

FettközlZyl = Fettkörnchenzellzylinder

FettZyl = Fettzylinder

granZyl = granulierter Zylinder

Gsfd = Gesichtsfeld

Hefezel = Hefezellen

Hellfeld = Hellfeldmikroskopie

hyalZyl = hyaliner Zylinder

HWI = Harnwegsinfekt

Lc = Leukozyten

LcZyl = Leukozytenzylinder

Phako = Phasenkontrastmikroskopie

Plepi = Plattenepithelien

tiefe Urothz = tiefe Urothelzellen

Teil 1

Kapitel 1 Mikroskop – 3

Kapitel 2 Köhlern des Mikroskops – 7

Kapitel 3 Phasenkontrastmikroskopie – 11

Kapitel 4 Makroskopische Beurteilung des Harns – 15

Kapitel 5 Mikroskopische Beurteilung des Harns – 17

Kapitel 6 Anatomie der Niere und der ableitenden Harnwege – 27

Kapitel 7 Beschreibung der Urinsedimentbestandteile – 29

Kapitel 8 Anfärben von Urinsedimentbestandteilen – 43

Kapitel 9 Zellzählung in der Fuchs-Rosenthal-Zählkammer – 45

Kapitel 10 Quellenangaben – 49

Mikroskop

1.1 Mikroskopaufbau – 4

1.2 Reinigung und Pflege des Mikroskops – 4

1.3 Wartung des Mikroskops – 5

1.4 Lampenwechsel – 5

1.1 Mikroskopaufbau

Abb. 1.1 und Abb. 1.2 zeigen die Vergrößerungsberechnung und den Aufbau eines Mikroskops.

Vergrößerung berechnet sich:

10er-Okular • 40er-Objektiv = 400er-Vergrößerung

8er-Okular • 40er-Objektiv = 320er-Vergrößerung

Abb. 1.1 Berechnung der Vergrößerung

1.2 Reinigung und Pflege des Mikroskops

- Erschütterungen sollten bei eingeschalteter Beleuchtung vermieden werden, da die Lampe darauf sehr empfindlich reagiert.
- Schützen Sie das Mikroskop vor Staubeinwirkung z. B. durch eine Staubschutzhülle/Plastikhülle und durch Verschließen von Öffnungen, in die Staub eindringen kann (Okulare sollten immer eingesteckt sein).
- Entfernen Sie Staub von Objektiven und Okularen durch Abblasen oder Abtupfen mit einem sehr feinen Mikrofasertuch und anschließendes Reinigen mit einem Kleenex® (bitte keine Tupfer, Leinenlappen oder Brillenputztücher benutzen), das in Spüllösung oder Glasreinigerlösung getränkt wird. Kleenex® nie trocken verwenden.
- Eine gute Reinigungslösung für alle optischen Glasflächen und das Stativ besteht aus einem Gemisch aus 1 l Glasreiniger und 20–30 ml geruchslosem Brennspiritus.

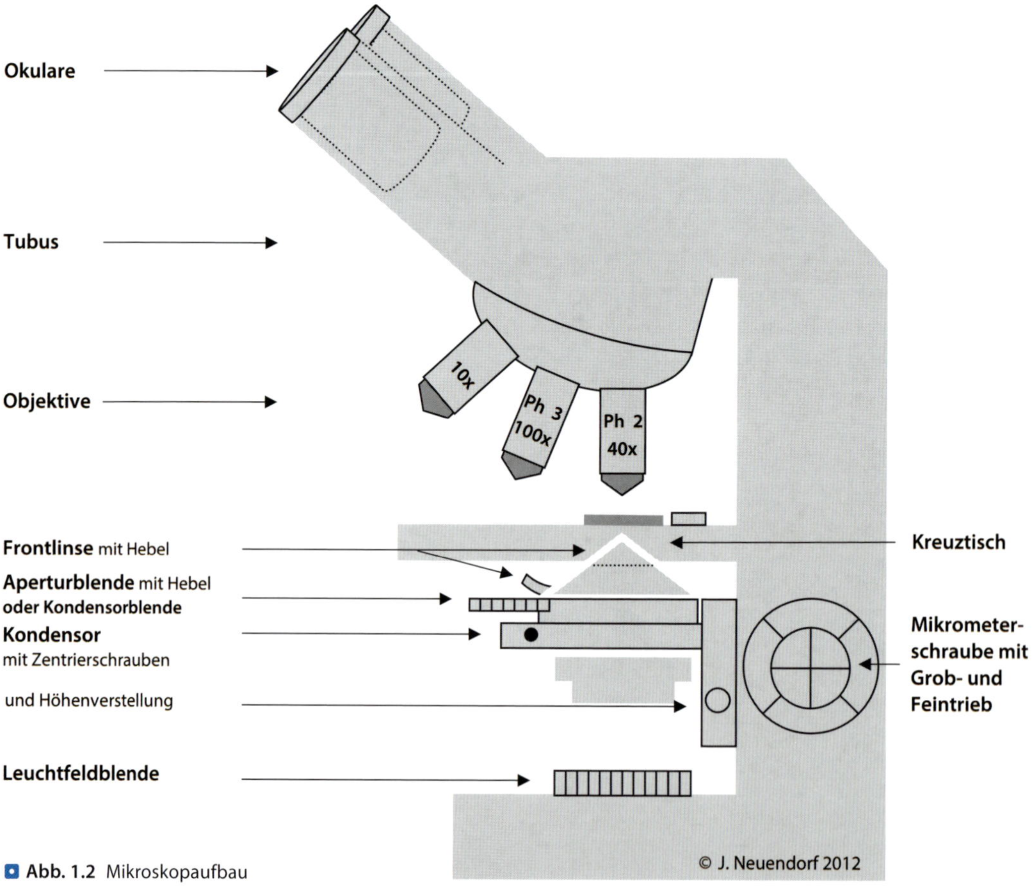

Abb. 1.2 Mikroskopaufbau

- Immer nur *1-mal* über die Linse wischen, sonst wird der Schmutz auf den Linsen in den Randbereich gewischt. Keine Wattestäbchen benutzen, weil man damit wieder alles verwischt.
- Zur besseren und gründlichen Reinigung der äußeren Objektivlinse kann das Objektiv auch von Zeit zu Zeit vom Mikroskop abgeschraubt werden.
- Ölen Sie auf keinen Fall die präzisen Führungen, die Triebbewegungen, Schrauben oder beweglichen Teile.

1.3 Wartung des Mikroskops

- Je nach Benutzung muss das Mikroskop in regelmäßigen Abständen vom Fachmann gewartet werden. Dabei wird es auf Funktionstüchtigkeit, Sauberkeit, Verharzung etc. überprüft.
- 1-mal jährlich ist eine Überprüfung des Stromkabels sowie aller elektrischen Einrichtungen durch einen Fachbetrieb vom Gesetzgeber vorgeschrieben. Nach Prüfung wird vom Elektriker eine Plakette auf das Mikroskop geklebt.

1.4 Lampenwechsel

- Beim Auswechseln der Mikroskoplampe ist darauf zu achten, dass die Halogenlampe auf keinen Fall mit den Händen angefasst wird.
- Es muss ein fusselfreies Leinentuch verwendet werden.

Köhlern des Mikroskops

2.1 Das Köhlern oder die Justierung des Mikroskops – 8

2.2 Kurzanleitung Köhlern – 9

2.1 Das Köhlern oder die Justierung des Mikroskops (▫ Abb. 2.1)

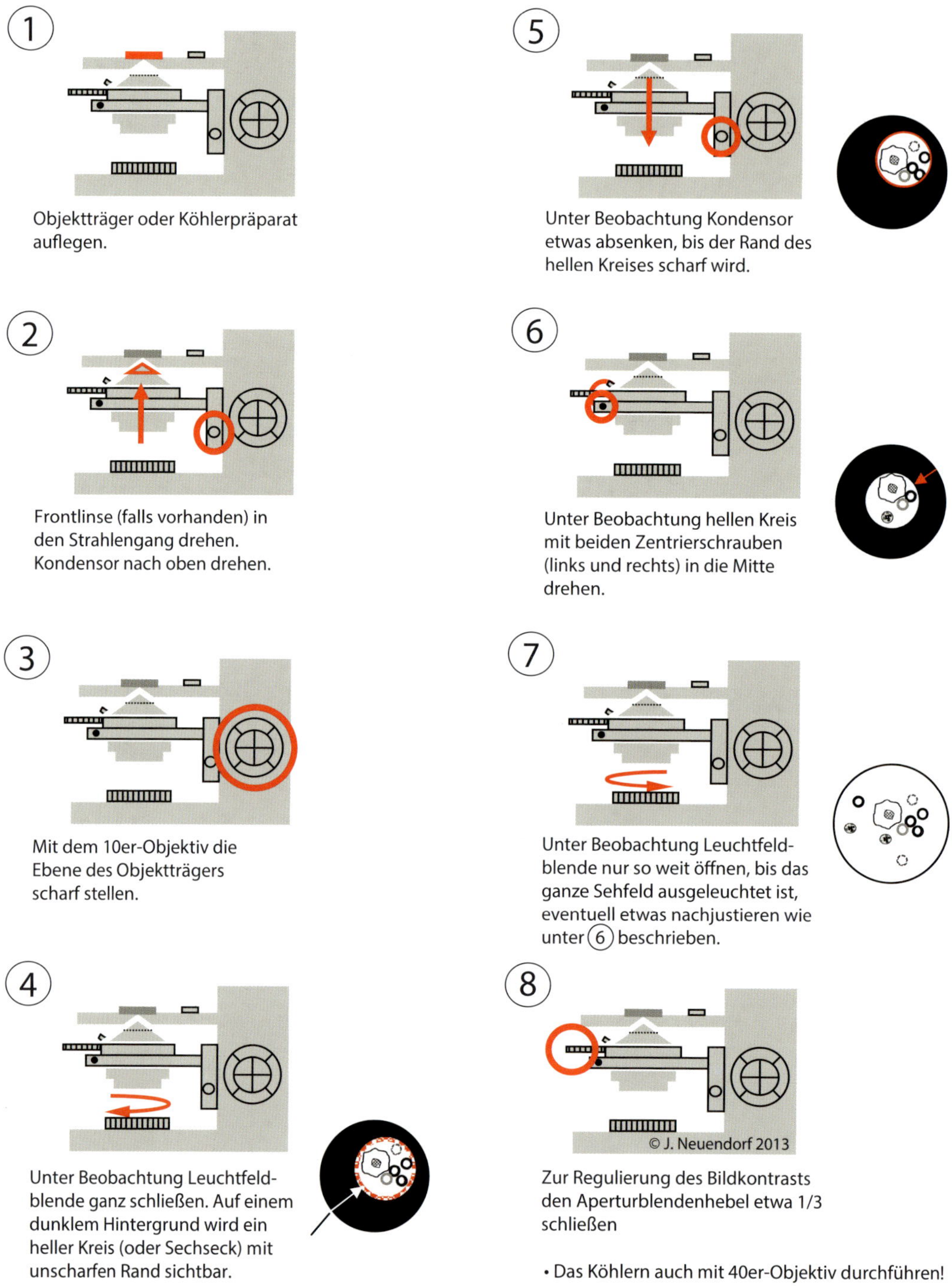

▫ **Abb. 2.1** Das Köhlern oder die Justierung des Mikroskops

Professor August Köhler (1866–1948) war Mitarbeiter bei Carl Zeiss in Jena und veröffentlichte 1893 Regeln für die richtige Beleuchtung mikroskopischer Präparate.

Ziel ist es, eine homogene Ausleuchtung des mikroskopischen Bildes und gleichzeitig eine Steigerung des Auflösungsvermögens durch die Verwendung eines Kondensors zu erreichen. Störende Reflexe und kontrastschwächende Überstrahlungen werden weitgehend ausgeschaltet (Zeiss 1997).

Das Köhlern wird für die Hellfeld- und Phasenkontrastmikroskopie beschrieben (Abb. 2.1). Um besser mit dem Mikroskop die Ebene des Objektträgers einstellen zu können, nimmt man zum Köhlern gern ein gefärbtes Präparat also ein Köhlerpräparat. Das kann ein gefärbter Blutausstrich aus der Hämatologie sein oder einfach ein mit farbigem Filzstift beschriebener Objektträger.

Wichtig: Das Köhler-Präparat soll dieselbe Dicke haben wie die Präparate, die Sie anschließend mikroskopieren! Beachten Sie dies bitte, falls Sie mit KOVA®-Präparaten/Zählkammern arbeiten.

2.2 Kurzanleitung Köhlern (Abb. 2.2)

1. Köhlerpräparat auflegen. Kondensor in höchste Stellung bringen. Kondensorfrontlinse (falls vorhanden) einklappen.
2. Mikroskop mit dem 10er-Objektiv am Grob- und Feintrieb auf das Präparat scharf einstellen.
3. Leuchtfeldblende im Mikroskopfuß schließen und Kondensor langsam absenken, bis das Bild der Leuchtfeldblende scharf erscheint (Sechseck oder Kreis).
4. Die beiden Kondensorzentrierschrauben betätigen, bis das Bild der Leuchtfeldblende in der Mitte des Sehfeldes liegt. Der Kondensor ist damit zentriert.
5. Unter Beobachtung Leuchtfeldblende nur so weit öffnen, bis das ganze Sehfeld ausgeleuchtet ist.
   Mit der Aperturblende (=Kondensorblende) Bildkontrast einstellen.

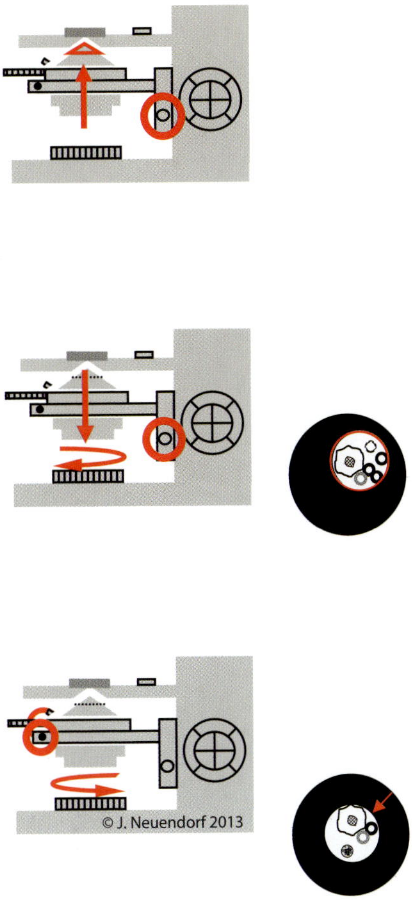

Abb. 2.2 Kurzanleitung Köhlern

Phasenkontrastmikroskopie

3.1 Lichtweg der Phasenkontrastmikroskopie – 12

3.2 Ausrüstung für die Phasenkontrastmikroskopie – 13

3.3 Zentrierung der Phasenringe – 13

3

Anwendung

Mithilfe der Phasenkontrastmikroskopie können ungefärbte Präparate, Nativpräparate bzw. kontrastarme Elemente des Urins besser mikroskopiert werden. Ursprünglich durchsichtige Strukturen werden sichtbar gemacht, da sie von einem dunklen und hellen Saum umgeben werden.

Was benötige ich für die Umrüstung?

Durch Auswechseln eines speziellen **Objektivs** und **Kondensors** kann man ein normales Hellfeldmikroskop schnell in ein Phasenkontrastmikroskop umwandeln. Wichtig dabei ist, dass der Phasenring im Kondensor und die Ringblende im Objektiv zueinander zentriert werden. Dies geschieht mit einem **Hilfsmikroskop** oder einem **Diopter**.

Praktisch ist es, dass beide Mikroskopiertechniken (Hellfeld- und Phasenkontrastmikroskopie) mühelos parallel nebeneinander eingesetzt werden können.

3.1 Lichtweg der Phasenkontrastmikroskopie (▪ Abb. 3.1)

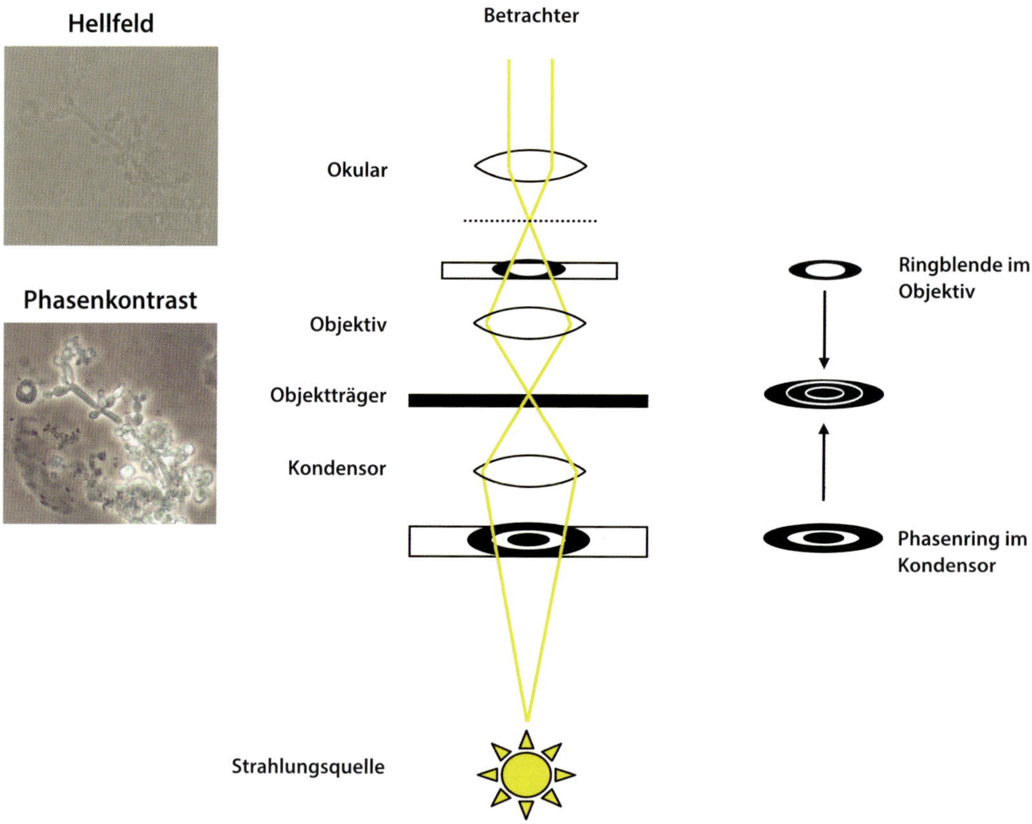

▪ **Abb. 3.1** Lichtweg der Phasenkontrastmikroskopie

3.2 Ausrüstung für die Phasenkontrastmikroskopie

Hier finden Sie ein Objektiv und verschiedene Phasenkontrastausstattungen:

- **Phako-Objektiv (Abb. 3.2)**

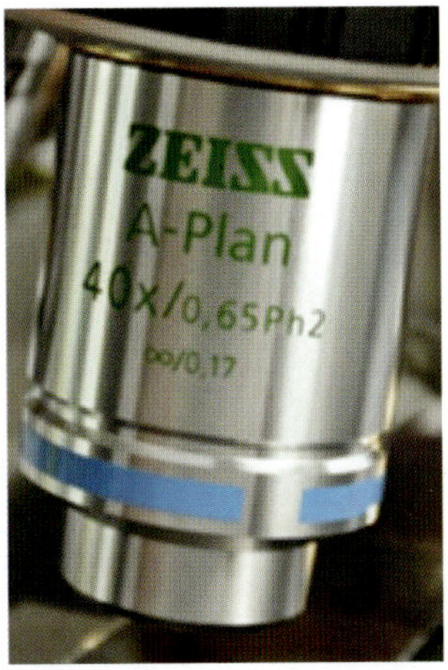
ZEISS
A-Plan
40x/0,65Ph2
∞/0,17

Abb. 3.2 Phako-40er-Objektiv mit Ringblende, Beschriftung: Ph 2

- **Phako-Kondensoren (Abb. 3.3; Abb. 3.4)**

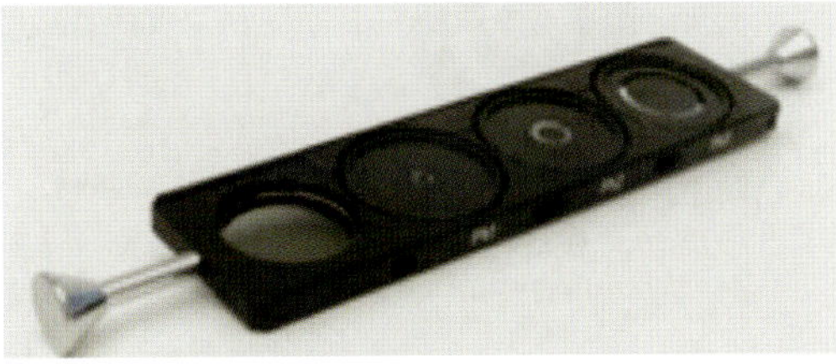

Abb. 3.3 Phasenkontrastschieber mit den verschiedenen Phasenringen (*von links nach rechts:* Hellfeld, Ph 1, Ph 2, Ph 3). (Mit freundl. Genehmigung von Zeiss und Pulch + Lorenz)

3.3 Zentrierung der Phasenringe

Mit dem **Hilfsmikroskop** lässt sich die Zentrierung der Phasenringe am Kondensor vornehmen. Dafür wird das Hilfsmikroskop anstelle des Okulars in den Tubulus gesteckt (s. folgende Seite). Alternativ kann auch statt eines Hilfsmikroskops ein einfacher **Diopter** zum Zentrieren genommen werden.

Abbé-Kondensor

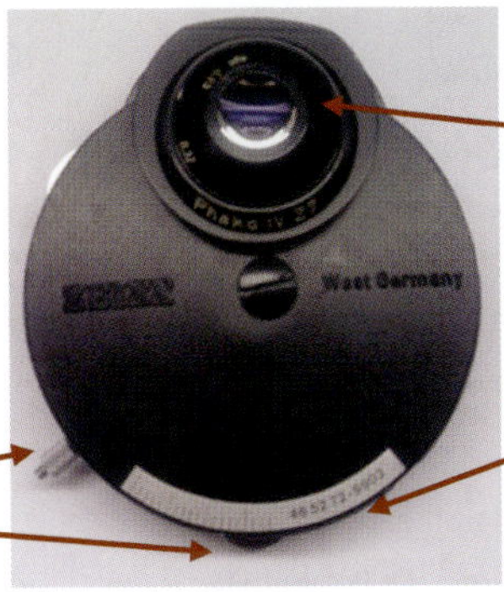
1
Zentrierschrauben für Phasenring
2
Phasenringe (Ph 1, Ph 2, Ph 3) für das entsprechende Objektiv
Bsp.: 40er-Phako-Objektiv = Ph 2
3
Rädchen zum Verstellen der Kondensorlinse/Phasenringe

Einfacher Phasenkontrasteinsatz für den Kondensor von Leitz:

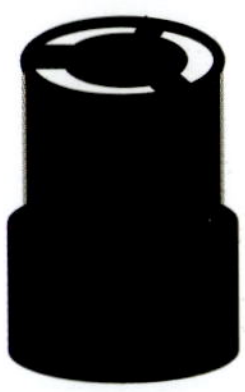

Abb. 3.4 Abbé-Kondensor von Zeiss und einfacher Phasenkontrasteinsatz für den Kondensor von Leitz

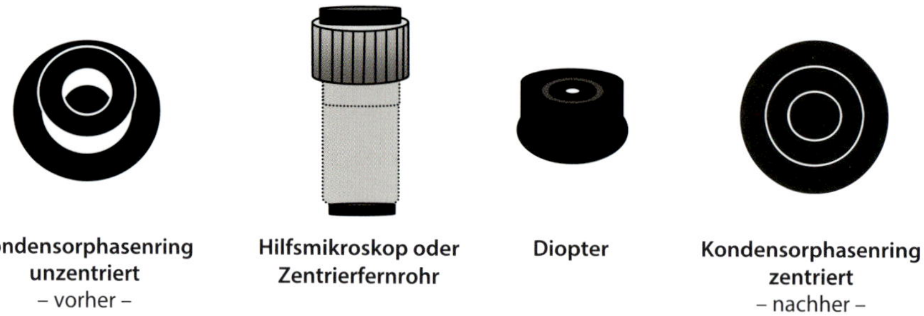

Abb. 3.5 Zentrierung anhand von Hilfsmikroskop oder Diopter

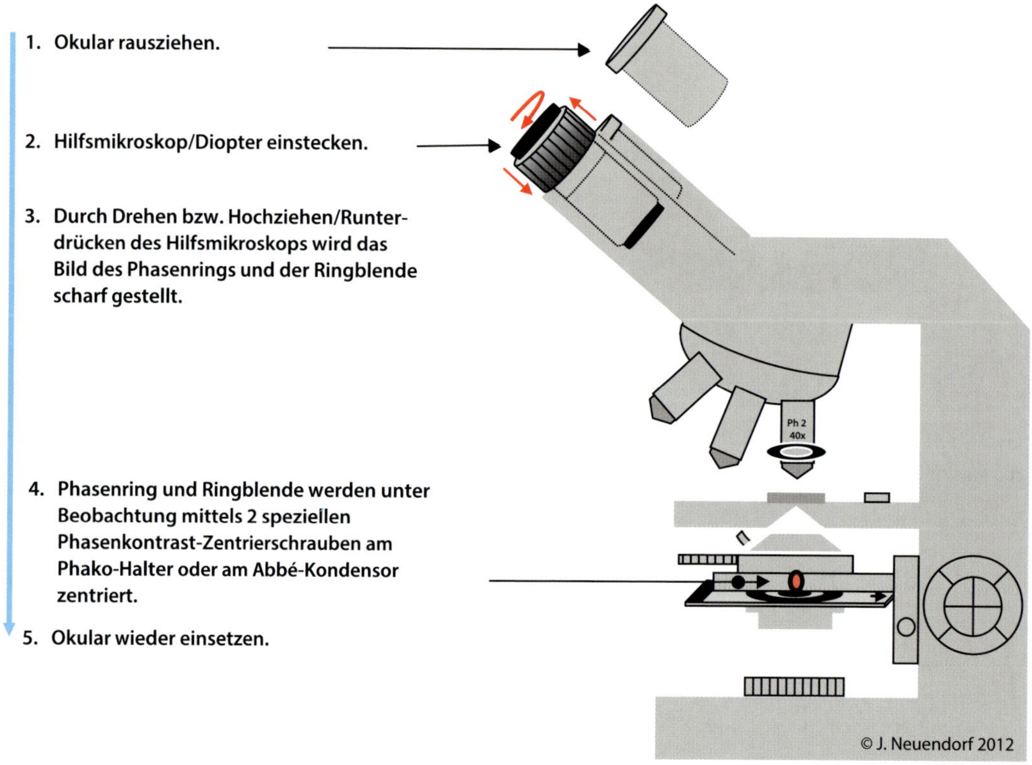

Abb. 3.6 Phasenkontrastmikroskop: Zentrierung der Phasenringe

Damit der Phasenkontrasteffekt garantiert ist, muss die Zentrierung vorgenommen und von Zeit zu Zeit überprüft werden (Abb. 3.5; Abb. 3.6).

Makroskopische Beurteilung des Urins

4.1 Farbe – 16

4.2 Geruch – 16

4.3 Trübung – 16

4.1 Farbe

Der Urin hat je nach Konzentration eine hellgelbe bis dunkelgelbe Farbe. Eine auffällige Abweichung der Farbe von der Norm kann sowohl pathologische als auch harmlose Ursachen haben.

Einige Beispiele

- Farblos bis hellgelb
  Ursache: Polyurie, Glukosurie bei Diabetes mellitus
- Dunkelgelb bis orange
  Ursache: Oligurie, Anurie, Vitaminpräparate
- Dunkelgelb bis braungelb
  Ursache: Hämoglobin und Hämoglobinabbauprodukte (Bilirubin, Porphyrine), Medikamente
- Milchig-trüb
  Ursache: Leukozyturie, Salze, Kristalle
- Rot bis rotbraun
  Ursache: Erythrozyten, Myoglobin, Urate, Medikamente, Rote Rüben
- Dunkelbraun bis schwarz
  Ursache: Erythrozyten, massive Hämolyse

4.2 Geruch

Bestimmte Nahrungsmittel, Arzneien oder Bakterien verändern den typischen Harngeruch.

Einige Beispiele

- Riecht sehr intensiv
  Ursache: Knoblauch, Spargel
- Riecht nach Schokolade, stark aromatisch
  Ursache: Vitaminpräparate, Tropenfrüchte, Gewürze
- Riecht nach Ammoniak
  Ursache: harnstoffspaltende Bakterien
- Riecht faulig, jauchig
  Ursache: Harnwegsinfekt
- Riecht nach Obst, Aceton
  Ursache: Ketonurie

4.3 Trübung

Der frische, körperwarme Urin ist normalerweise klar. Je kälter und konzentrierter eine Urinprobe wird, desto mehr Salze und Kristalle fallen aus und verursachen eine Trübung. Ebenso trübt der Urin bei einer pathologischen Vermehrung von Bakterien oder einer Pyurie sichtbar ein.

Nur durch eine Sedimentuntersuchung kann die Ursache einer Trübung eindeutig festgestellt werden.

Einige Beispiele

- Milchig-weißlich
  Ursache: Bakteriurie, Pyurie, Phosphaturie, Vaginalsekret
- Rötlich (Ziegelmehl) bei Abkühlung
  Ursache: Uraturie
- Rot bis rotbraun
  Ursache: Makrohämaturie
- Fettschicht auf der Oberfläche
  Ursache: Lipidurie bei nephrotischem Syndrom, Salben, Zäpfchen

Mikroskopische Beurteilung des Urins

5.1 Herstellen des Urinsediments – 18

5.2 Fehlercheckliste Urinsedimentherstellung – 18

5.3 Exkurs: Zentrifugentypen – 19

5.4 Zentrifugennomogramm – 20

5.5 Herstellen des Nativpräparats – 21

5.6 Umstellen des Mikroskops zwischen Hellfeld und Phasenkontrast – 22

5.6.1 Mikroskopumstellung von der Hellfeld- in die Phasenkontrastmikroskopie – 22

5.6.2 Mikroskopumstellung von der Phasenkontrast- in die Hellfeldmikroskopie – 23

5.7 Präparatspezifische Einstellung des Mikroskops – 24

5.8 Quantitative Beurteilung/Einheiten – 24

5.9 Exkurs: Sehfeldzahl und Normalwerte – 25

5.1 Herstellen des Urinsediments

Urinprobe: frischer Mittelstrahlurin (vorzugsweise erster Morgenurin), **nicht älter als 2 h**.

Die benötigten Geräte und Materialien zeigt ◘ Abb. 5.1.

▪ Durchführung

- Urin gut durchmischen!
- Vom Urinbecher oder Urinröhrchen eine stets gleiche Menge an Urin (**ca. 10 ml**) in ein **konisches Plastik-Sedimentröhrchen** umfüllen.
- Urin für die chemischen Urinuntersuchungen stixen und auswerten.
- Für das Sediment wird die Urinprobe **8–10 min bei 400 g** in einer Ausschwingzentrifuge zentrifugiert, d. h., bei einem Rotorradius von 13,2 cm wird die Zentrifuge auf 1.620 U/min eingestellt (▶ Abschn. 5.4, »Zentrifugennomogramm«).
- Der Überstand wird in einem Zug dekantiert, ohne dass das Sediment aufgewirbelt oder ausgegossen wird.
- Das verbleibende Sediment **vorsichtig** mit dem restlichen Harn resuspendieren. (Das Sediment zum Aufmischen nicht zu stark schütteln oder gegen die Tischkante klopfen, da sich sonst die Zylinder auflösen können.)

Tipps

- Begutachten Sie hier bereits makroskopisch das Sediment auf Menge und Farbe.
- Kann das Urinsediment nicht sofort untersucht werden, bewahren Sie es verschlossen bei 4–8 °C auf.
- Wenn nur eine kleine Urinprobe von 4–6 ml vorliegt, muss das geringe Probevolumen im Befund vermerkt werden.
- Gerade auch für Urinproben mit nur kleinen Volumina eignet sich die Zählkammermethode zur Bestimmung der Erythrozyten- und Leukozytenzahl. Bei dieser Methode darf der Urin nicht zentrifugiert werden. Hier wird der Nativharn eingesetzt (▶ Kap. 9).
- Übersichtliche Kurzanleitung im Labor aufhängen.

5.2 Fehlercheckliste Urinsedimentherstellung

Es ist keine Kunst, die oben beschriebene Anleitung zur Sedimentherstellung zu befolgen. Trotzdem sei angemerkt, dass die praktische Durchführung exakt unter den gleichen Bedingungen zu erfolgen hat. Nur so kann man **reproduzierbare Ergebnisse** erhalten.

Folgende kleine Fehler können enorme Auswirkungen haben:

- Urinprobe steht länger als 2 h bei Raumtemperatur.
- Urinprobe nicht gemischt.
- Beliebiges Urinvolumen zur Sedimentherstellung genommen.
- Zentrifugierdauer zu kurz/zu lang.

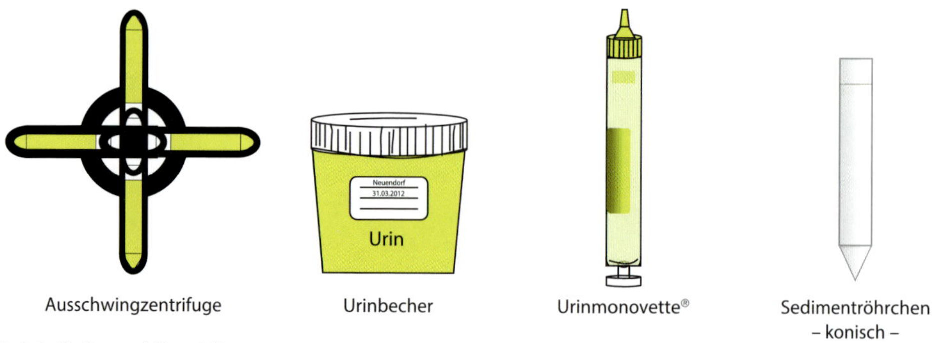

◘ **Abb. 5.1** Geräte und Materialien

- Zentrifugierstärke verändert, d. h. > oder <400 g.
- Urinüberstand nur zögerlich, also nicht vollständig dekantiert. Man erhält ein zu großes Restvolumen des Harnsediments (s. Tipp).
- Urinsediment nicht resuspendiert.

Tipp

Dekantieren, also Röhrchen umgekehrt halten und dann bis 3 zählen, dann erst wieder Röhrchen drehen und aufstellen.

5.3 Exkurs: Zentrifugentypen (Abb. 5.2)

Richtig

Ausschwingzentrifuge

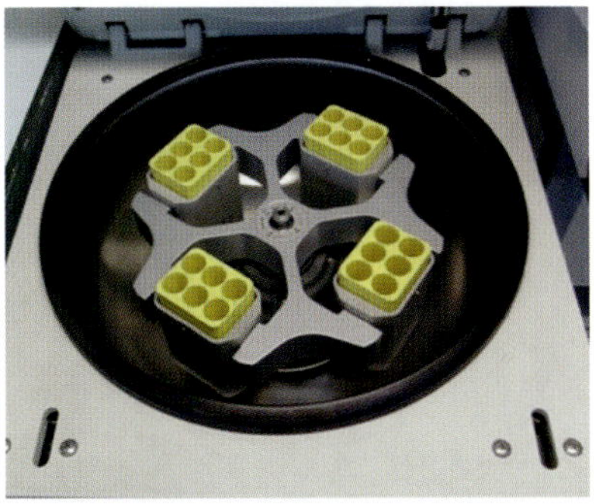

Zentrifugiert man den Urin in einer **Ausschwingzentrifuge,** so entsteht im unteren konischen Teil des Röhrchens ein Sediment.

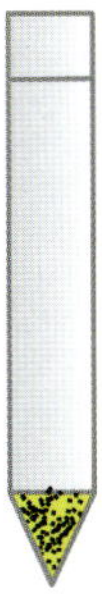

Falsch

Festwinkelkopfzentrifuge

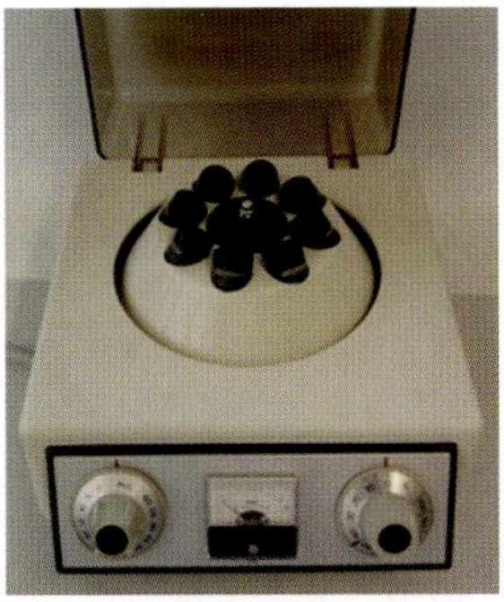

Benutzt man eine **Festwinkelkopfzentrifuge**, in der die Sedimentröhrchen nicht ausschwingen können, sondern eine im festen Winkel konstante Schräglage haben, so erhält man ein Sediment, das sich im unteren Teil des Röhrchens an der Wand hochzieht. Dieses Sediment kann nur schlecht resuspendiert werden.

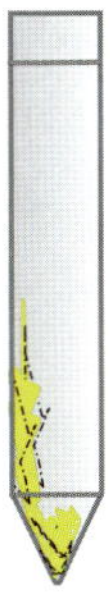

Abb. 5.2 Zentrifugentypen und Zentrifugierergebnisse

5.4 Zentrifugennomogramm

Zur Überprüfung der korrekten Umdrehungszahl/min der Zentrifuge misst man den Zentrifugenrotationsradius und überprüft mithilfe des Nomogramms, welche Umdrehungszahl pro Minute bei der relativen Zentrifugalbeschleunigung (RZB) von 400 g eingestellt werden muss (◘ Abb. 5.3).

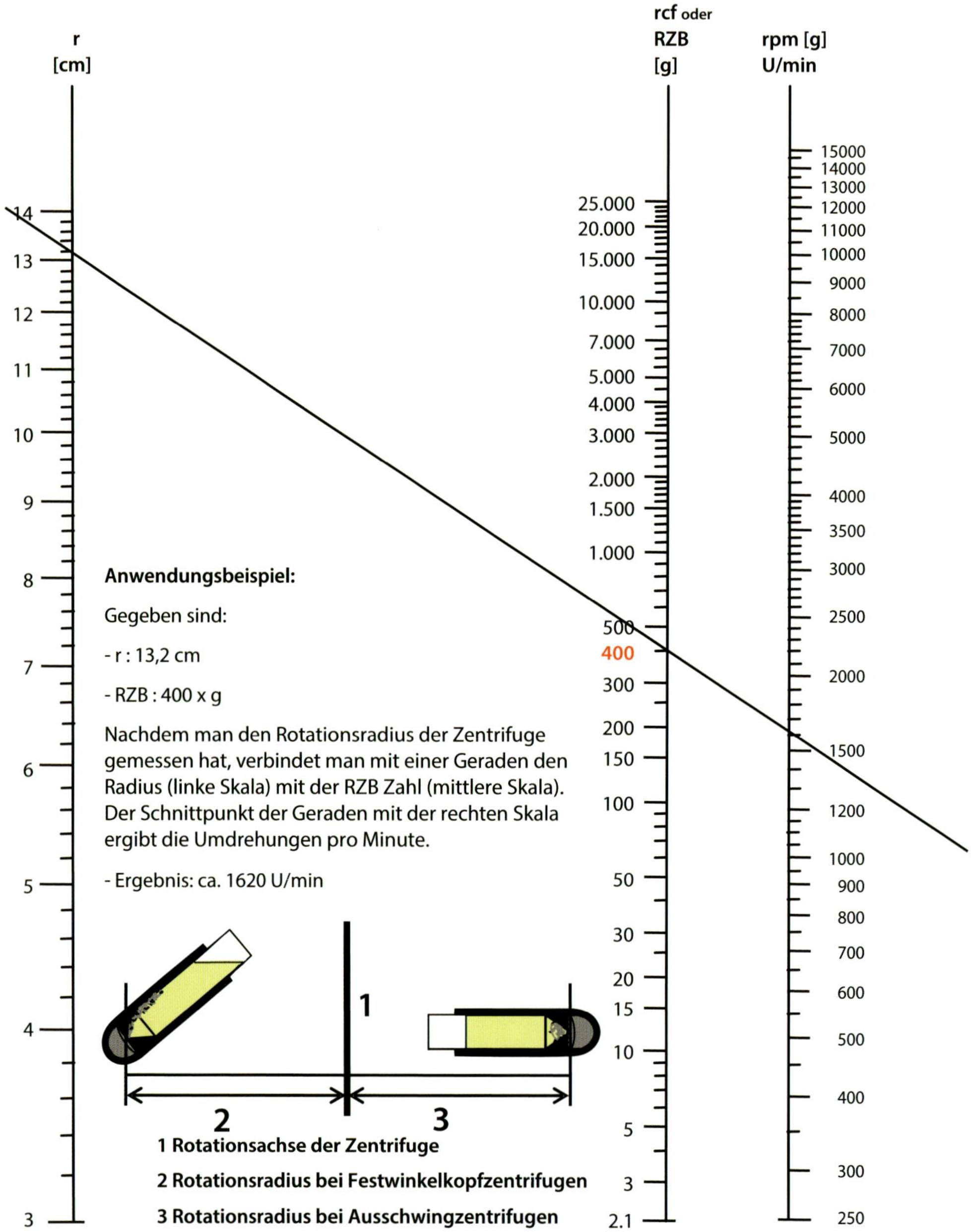

Abkürzungen: r (Radius der Zentrifuge), **rcf** (relative centrifugal force), **RZB** (relative Zentrifugalbeschleunigung), **rpm** (rounds per minutes), **U/min** (Umdrehungen pro Minute)

◘ **Abb. 5.3** Zentrifugennomogramm

5.5 Herstellen des Nativpräparats

- **Materialien (◘ Abb. 5.4)**

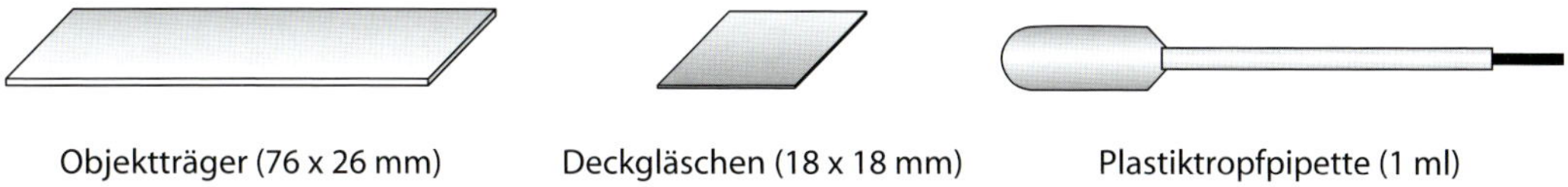

◘ **Abb. 5.4** Materialien

- **Durchführung**

- Einen kleinen Tropfen (15–20 µl) Urinsediment mit einer Plastiktropfpipette auf die Mitte eines sauberen Objektträgers bringen und ein sauberes Deckglas (am Rand anfassen) luftblasenfrei auflegen (◘ Abb. 5.5).
- Dafür wird das Deckglas mit einer Seite direkt an den Urinsedimenttropfen auf dem Objektträger gestellt und langsam (mithilfe der Tropfpipette) abgesenkt, sodass sich das Sediment unter dem Deckglas gut verteilen kann.
- Durch das Gewicht des Deckglases verteilt sich der Sedimenttropfen gleichmäßig (◘ Abb. 5.6).
- Das Deckglas sollte nicht wegschwimmen, bzw. es sollten keine Luftblasen unter dem Deckglas zu sehen sein.
- Da das fertige Nativpräparat schnell eintrocknet, muss es sofort mikroskopiert werden. Falls das nicht möglich sein sollte, kann das fertige Präparat vorübergehend in eine feuchte Kammer gelegt werden.

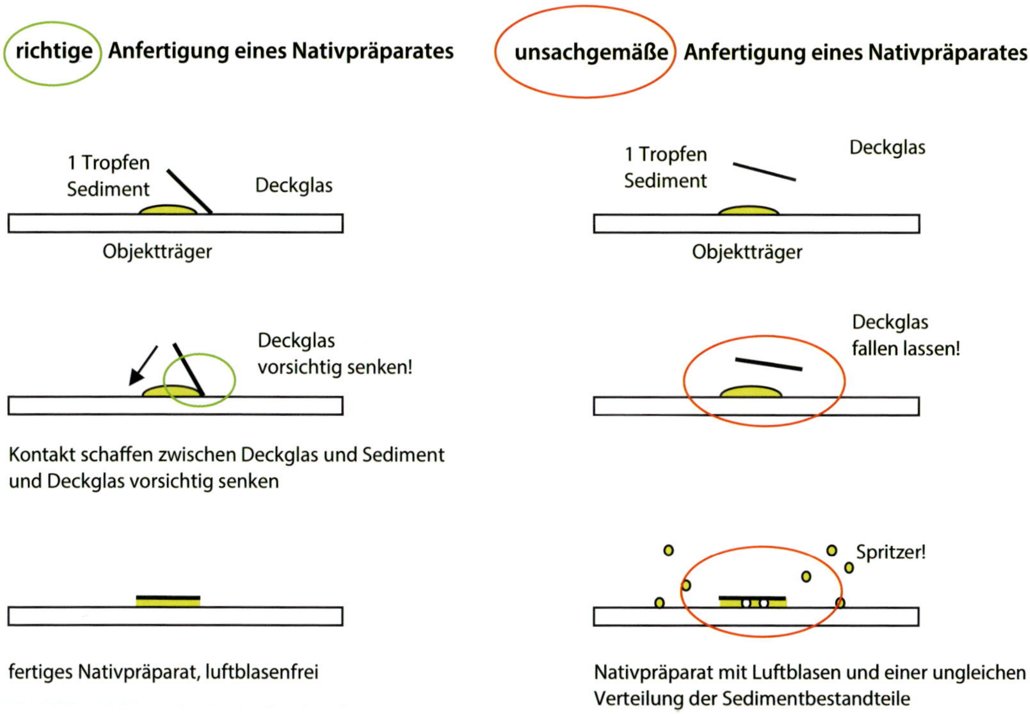

◘ **Abb. 5.5** Anfertigung eines Nativpräparats

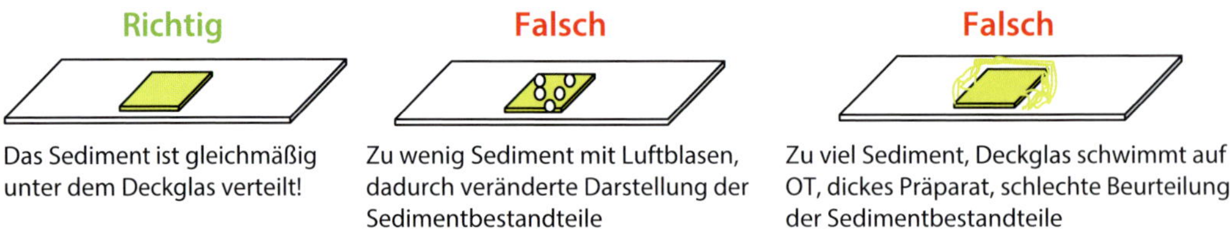
Richtig
Falsch
Falsch
Das Sediment ist gleichmäßig unter dem Deckglas verteilt!
Zu wenig Sediment mit Luftblasen, dadurch veränderte Darstellung der Sedimentbestandteile
Zu viel Sediment, Deckglas schwimmt auf OT, dickes Präparat, schlechte Beurteilung der Sedimentbestandteile

Abb. 5.6 Sedimentverteilung unter dem Deckglas

5.6 Umstellen des Mikroskops zwischen Hellfeld und Phasenkontrast

5.6.1 Mikroskopumstellung von der Hellfeld- in die Phasenkontrastmikroskopie

Phasenkontrastmikroskop

- Phako-40er-Objektiv (Ph 2) und dazugehörige Phako-Phasenblende am Kondensor in den Strahlengang geben, Frontlinse (wenn vorhanden) ausklappen, Aperturblende und Leuchtfeldblende öffnen, denn Phasenkontrast braucht viel Licht (Abb. 5.7)!

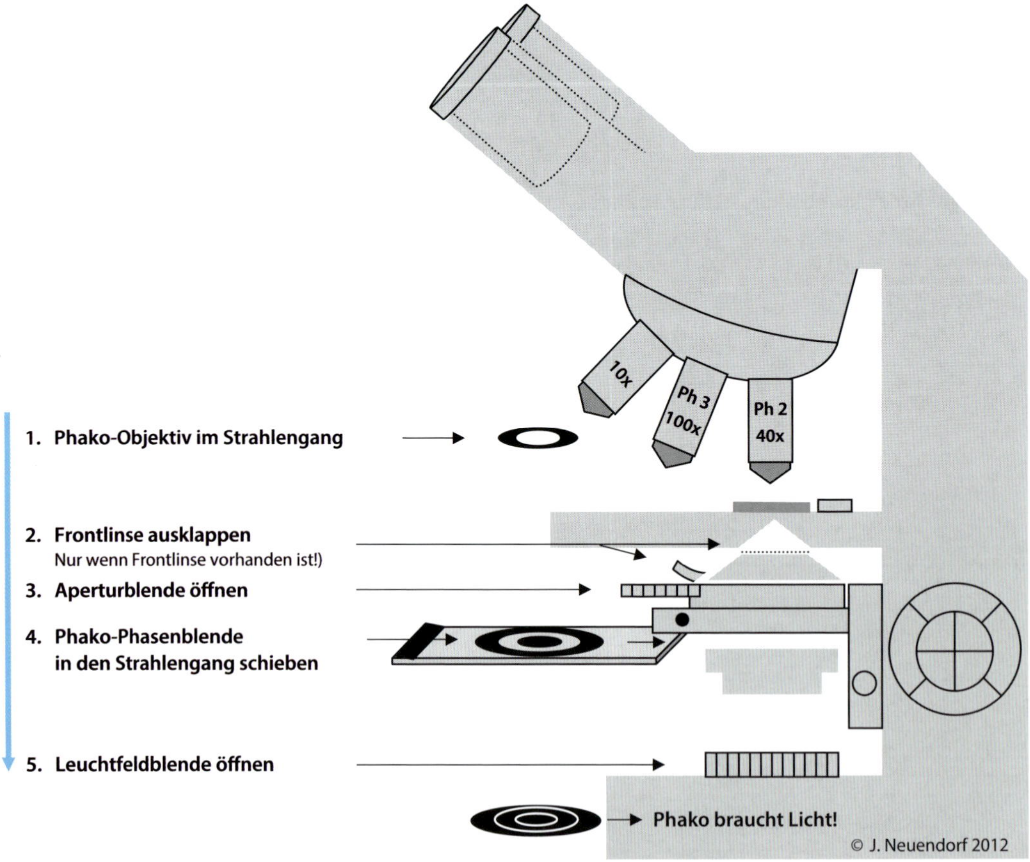

Abb. 5.7 Mikroskopumstellung von der Hellfeld- in die Phasenkontrastmikroskopie

5.6.2 Mikroskopumstellung von der Phasenkontrast- in die Hellfeldmikroskopie

Hellfeldmikroskop

- Phako-40er-Objektiv wird auch im Hellfeld benutzt (!), Phako-Phasenblende entfernen, Aperturblende und Leuchtbfeldblende etwas schließen, Frontlinse bleibt ausgeklappt, Kondensor evtl. etwas absenken (schafft Kontraste) und gut abblenden (◘ Abb. 5.8).

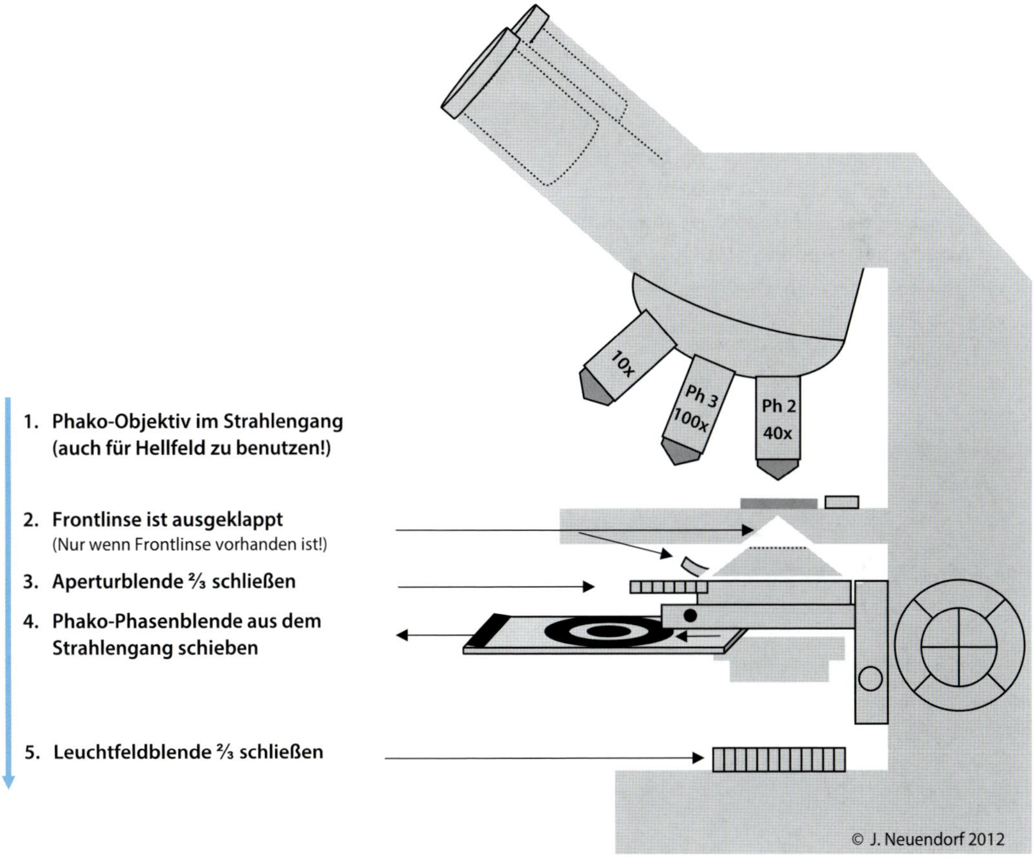

◘ **Abb. 5.8** Mikroskopumstellung von der Phasenkontrast- in die Hellfeldmikroskopie

5.7 Präparatspezifische Einstellung des Mikroskops

- Zuerst wird mit dem **10er-Objektiv die Ebene** des Präparates eingestellt. Wenn das Präparat zu dünn ist oder sich nicht viele Urinsedimentbestandteile im Präparat befinden, kann es schwierig sein, die Ebene zu finden. Stellt man sich jetzt den Rand des Deckgläschens ein, kann die Ebene besser gesichtet werden.
- Anschließend wird das Sediment mit dem **10er-Objektiv** auf Zylinder durchgemustert. Große Urinsedimentbestandteile liegen auch häufig am Rand des Deckglases!
- Danach wird mit dem **40er-Objektiv** das Sediment pro Gesichtsfeld beurteilt.
- Egal, bei welcher Vergrößerung man mikroskopiert, es muss ständig die Mikrometerschraube gedreht werden, um keine Bestandteile zu übersehen.
- Es wird überwiegend im Phasenkontrast mikroskopiert.
- Im Hellfeld werden Farben (Kristalle, Salze) und Anhäufungen von Bestandteilen/Zellen beurteilt (◘ Abb. 5.9).

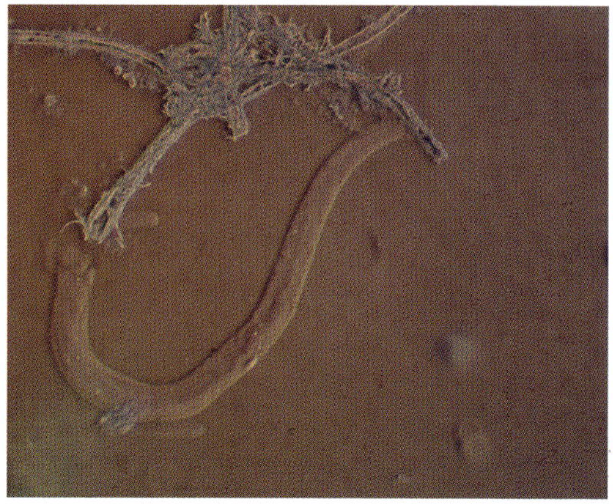

◘ **Abb. 5.9** 10er-Objektiv, ein großer und 2 kleine Zylinder, Artefakte

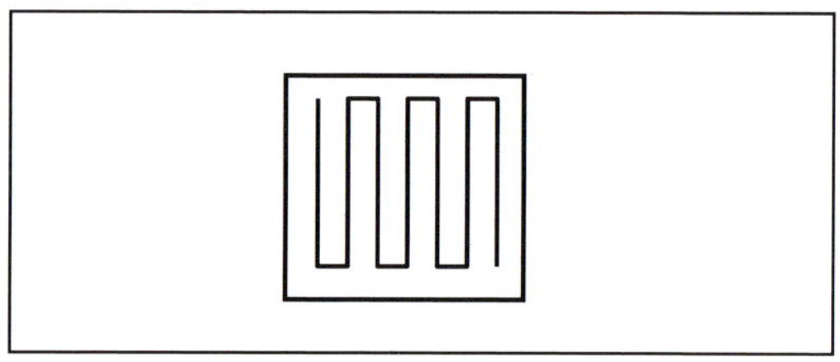

◘ **Abb. 5.10** Mäanderförmige Durchsicht

5.8 Quantitative Beurteilung/Einheiten

Es erfolgt eine halbquantitative Auswertung nach mäanderförmiger Durchsicht von 20–30 Gesichtsfeldern bei einer 320- bis 400-fachen Vergrößerung (das entspricht einem 8er- bzw. 10er-Okular und einem 40er-Objektiv und unter Berücksichtigung einer bestimmten Sehfeldzahl) (◘ Abb. 5.10).

Für organisierte Sedimentbestandteile, d. h. **Erythrozyten, Leukozyten, Epithelien,** gibt es folgende Abstufungen, wobei jeweils die minimale und maximale Anzahl pro Gesichtsfeld angegeben wird (◘ Abb. 5.11):

Zylinder sind in der Regel seltener als die organisierten Sedimentbestandteile und können mit den Abstufungen (◘ Abb. 5.11) schlecht erfasst werden. Deshalb sollte man die jeweilige Zylinderart bei der Durchsicht der Gesichtsfelder addieren und als Ergebnis die Summe aller beurteilter Gesichtsfelder (aGsfd) angeben.

0–1	**1–4**	**5–15**	**15–50**	**>50/Gsfd** (Gesichtsfeld)

◘ **Abb. 5.11** Abstufungen organisierter Sedimentbestandteile

Sedimentbestandteile wie **Bakterien, Hefezellen, Kristalle, Salze, Spermien** werden nicht ausgezählt, sondern in **Kreuzen** angegeben (◘ Abb. 5.12):

Mögliche Einheiten

- Pro Blickfeld(fläche), also **Bfd**
- Pro Gesichtsfeld(fläche), also **Gsfd**
- Pro Hauptgesichtsfeld = »high power field«, also **hpf**
- **Besonderheit:** Für die Angabe von Zylindern benutzt man als Einheit **alle** beurteilten Gesichtsfelder, also **aGsfd**

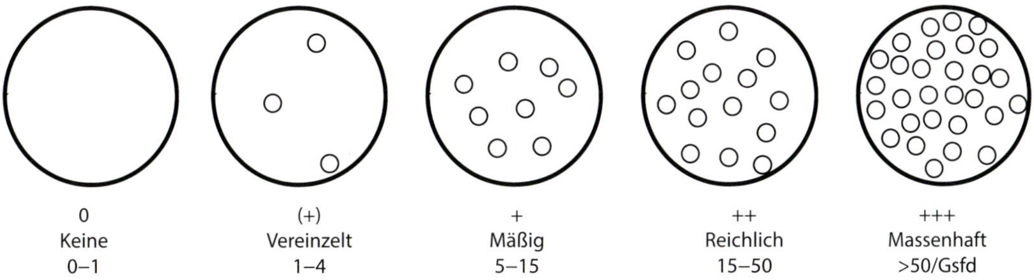

Abb. 5.12 Mit Kreuzen angegebene Sedimentbestandteile

5.9 Exkurs: Sehfeldzahl und Normalwerte

Die Normalwerte der einzelnen Urinsedimentbestandteile müssen in Abhängigkeit des benutzten Okulars/Sehfeldzahl und des Objektivs bzw. der daraus resultierenden Größe des Gesichtsfelds beurteilt werden, um sie besser intern und extern vergleichen und interpretieren zu können (Abb. 5.13). Die Größe des Gesichtsfelds ist abhängig vom be-

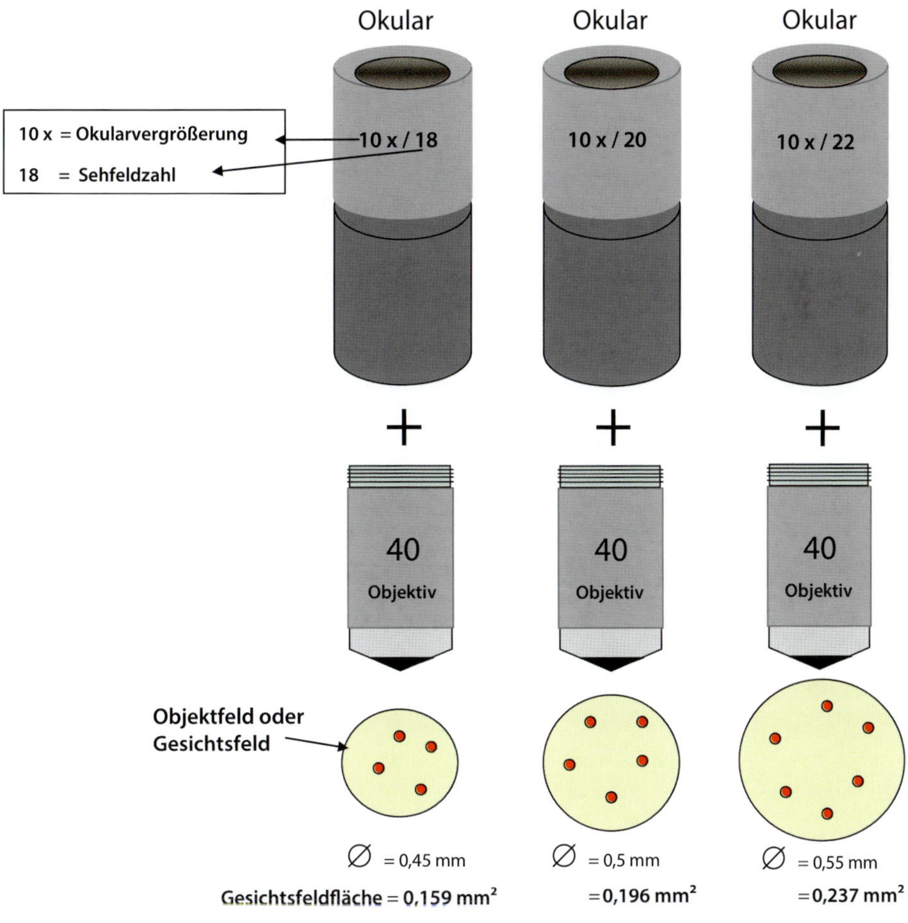

Abb. 5.13 Sehfeldzahl und Normalwerte

nutzten Okular/Sehfeldzahl und vom Objektiv. Auf dem Okular ist neben der Vergrößerung auch die Sehfeldzahl angegeben, die den Durchmesser der Gesichtsfeldblende in Millimetern vermerkt.

- Beispiel: 10×/18, d. h. 10er-Okular und Sehfeldzahl = 18 mm

Je größer die Sehfeldzahl eines Okulars ist, desto größer ist der überschaubare Bereich im Präparat, das sog. Objektfeld oder auch Gesichtsfeld. Die Größen der Objekt-/Gesichtsfelder errechnen sich wie folgt:

- Sehfeldzahl : Maßstabszahl des Objektivs = Durchmesser des Objekt-/Gesichtsfeldes
- $\pi \cdot r^2$ = Objekt-/Gesichtsfeld(fläche) (mm^2)

Fazit: Werden mit einer kleinen Sehfeldzahl 4 Zellen pro Gesichtsfeld gezählt, so entspricht das 6 Zellen pro Gesichtsfeld einer großen Sehfeldzahl.

Die hier zugrunde gelegten Normalwerte (▶ Kap. 7) beziehen sich auf eine 400-fache Vergrößerung und eine Sehfeldzahl von 18 mm.

Anatomie der Niere und der ableitenden Harnwege

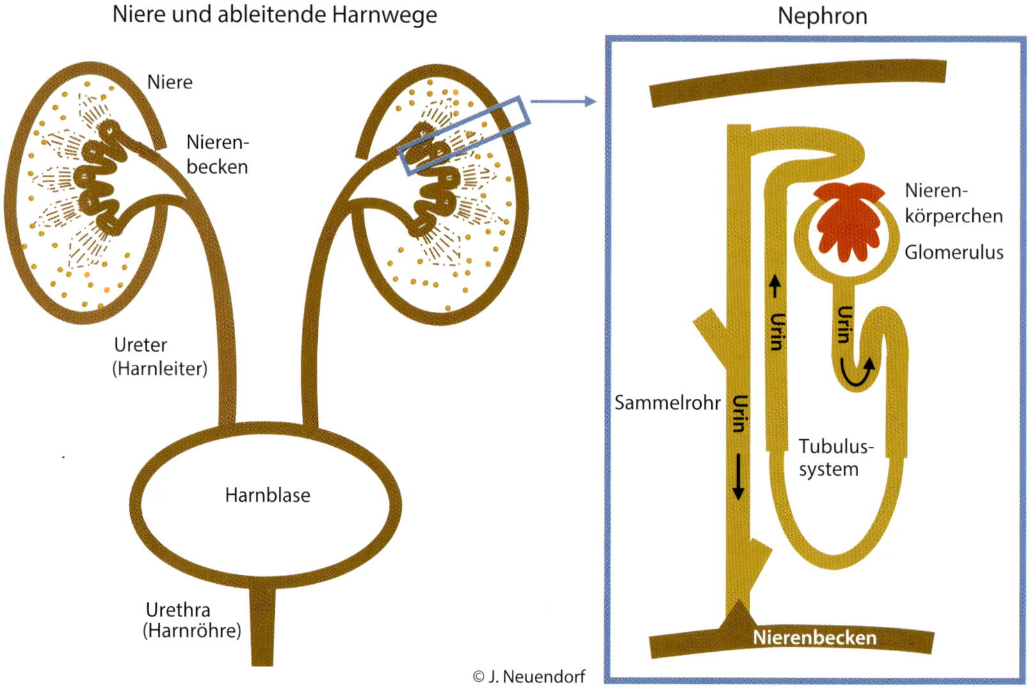

Abb. 6.1 Schematische Übersicht: Anatomie der Niere und der ableitenden Harnwege und Nephron

Abb. 6.1 zeigt die Anatomie von Niere und ableitenden Harnwegen.

Im Urinsedimentbefund werden die Urinbestandteile nach ihrer Herkunft benannt. Diagnostisch ist es relevant, Zellen renalen Ursprungs von Zellen postrenalen Ursprungs zu unterscheiden. Zum Beispiel wird das vermehrte Aufkommen dysmorpher Erythrozyten und Akanthozyten einem defekten Nierengewebe bzw. defekten Glomeruli zugeordnet. Eumorphe Erythrozyten sind eher postrenalen Ursprungs (Ausnahme: Nierentumor).

Zylinder bilden sich in Abhängigkeit vom pH-Wert und der Konzentration des Urins in den distalen Tubuli der Niere.

Auch Epithelien werden nach ihrer Herkunft benannt. Nieren- bzw. Tubulusepithelien befinden sich im Nierengewebe. Das Urothel kleidet das Nierenbecken und die ableitenden Harnwege bis zum oberen Teil der Harnröhre aus. Das Plattenepithel stammt aus dem unteren Teil der Harnröhre.

Beschreibung der Urinsedimentbestandteile

7.1 Erythrozyten – 30

7.2 Leukozyten – 31

7.3 Epithelien – 31

7.3.1 Exkurs: Zellbeschreibung – 33

7.4 Zylinder – 33

7.5 Mikroorganismen – 36

7.6 Kristalle – 37

7.6.1 Pathologische Kristalle – 38

7.6.2 Nichtpathologische Kristalle – 38

7.7 Sonstige Sedimentbestandteile – 40

7.8 Artefakte – 40

7.1 Erythrozyten

▪ Hämaturie (vermehrte Ausscheidungen von Erythrozyten im Urin)

- Makrohämaturie: Durch die massive Ausscheidung von Erythrozyten ist der Urin rot gefärbt.
- Mikrohämaturie: Der Urin hat eine gelbe Farbe. Die Erythrozyten lassen sich nur chemisch mit dem Urinstix und mikroskopisch nachweisen.

▪ Eumorphe Erythrozyten – NW: 0–1/Gsfd

▪▪ Normale Erythrozyten (pH = 6)

Morphologie: runde Zelle, klare gelbrote Farbe im Hellfeld, enthält keinen Kern und keine Granula, kleiner als Leukozyt (Abb. 7.1).

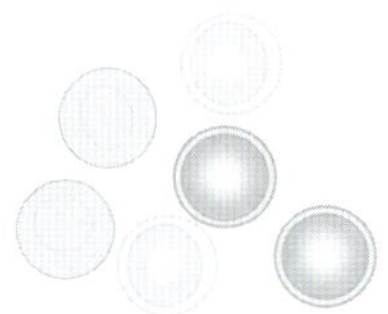

Abb. 7.1 Normale Erythrozyten

Aufgrund der bikonkaven Form des Erythrozyten erkennt man teilweise eine doppelte Randkontur. Je nach pH-Wert des Urins verändert der eumorphe Erythrozyt seine Gestalt:

▪▪ Stechapfelförmige Erythrozyten (pH <6)

Im hypertonen Harn verliert der Erythrozyt Wasser, verkleinert sich und bildet die typische Stechapfelform. Die Oberfläche des Erythrozyten ist dabei mit vielen kleinen Ausstülpungen versehen (Abb. 7.2).

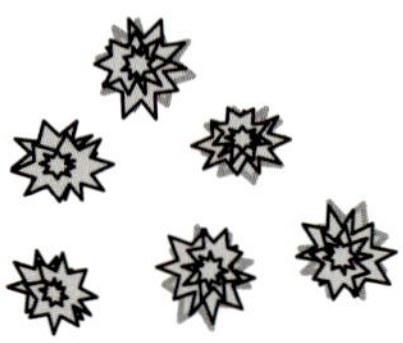

Abb. 7.2 Stechapfelförmige Erythrozyten

▪▪ Erythrozytenschatten (pH >6)

Im hypotonen Harn nimmt der Erythrozyt Wasser auf, verliert dabei seine bikonkave Form und vergrößert sich zu einer hellen Scheibe. Die Kontur des sog. Erythrozytenschattens ist teilweise nur schwach zu erkennen (Abb. 7.3).

Abb. 7.3 Erythrozytenschatten

- **Erkrankung:** Hämaturie bei Nierentumor, Tumore der ableitenden Harnwege, Steine, Harnwegsinfekt, Trauma.

▪ Dysmorphe Erythrozyten

Morphologie: sehr vielgestaltig, unterschiedliche Größe, vom eumorphen Erythrozyten zu unterscheiden. Typische Veränderungen sind: Zapfen oder Kugel nach innen und außen, vergrößertes Loch, Fragmente etc. (Abb. 7.4).

- <20 % dysmorphe Ec: keine renale Erkrankung
- 20–70 % dysmorphe Ec: fraglicher Verdacht auf renale Erkrankung
- >70–80 % dysmorphe Ec: renale Erkrankung

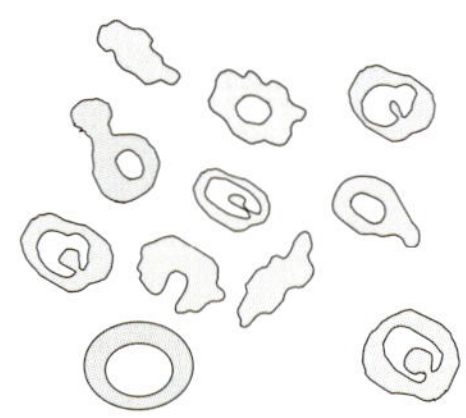

Abb. 7.4 Dysmorphe Erythrozyten

Im Phasenkontrast erkennt man die dysmorphen Erythrozyten besonders gut. – Eine Sonderform des dysmorphen Erythrozyten ist der Akanthozyt.

- **Erkrankung:** Nierenerkrankung

▪ Akanthozyten – NW: <5 %

Morphologie: Der Akanthozyt hat mindestens eine kugelige Ausstülpung, während der Stechapfel regelmäßige kleinere, eher spitze Ausstülpungen aufweist. Die Ausstülpungen des Akanthozyten zeigen sich als Exo- und als Endokugeln. Diese typischen Kugeln entstehen bei der Passage durch die geschädigten Glomeruli (Abb. 7.5).

- **Erkrankung:** Glomerulonephritis

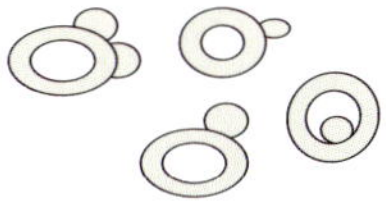

Abb. 7.5 Akanthozyten

7.2 Leukozyten

Leukozyten – NW: 1–4/Gsfd

Morphologie des segmentkernigen Granulozyten: runde Zelle, etwas größer als ein Erythrozyt, mit dunkler und körniger Oberfläche. Kern: vielgestaltiger segmentierter Zellkern mit Granula, beides ist nur teilweise zu erkennen. Im alten Urin quellen die Leukozyten auf und der Kern ist gut sichtbar. Die Zellen liegen einzeln und in Haufen (Abb. 7.6).

- **Erkrankung:** Entzündungen in den ableitenden Harnwegen, entzündliche Erkrankung der Niere.

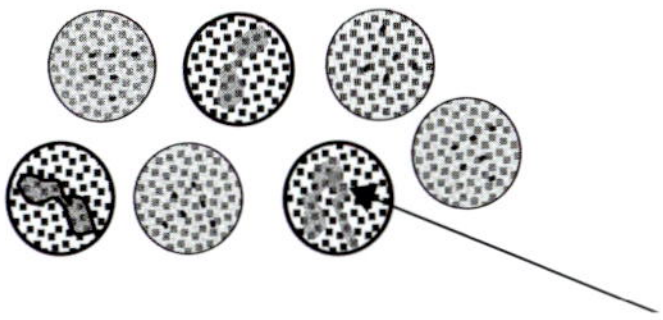

Abb. 7.6 Leukozyten. *Pfeil:* typische Kernstruktur für einen segmentkernigen Granulozyten

Cave
Leukozyten wie z. B. Lymphozyten können bei Nierentransplantatabstoßungen oder eosinophile Granulozyten bei allergischen Reaktionen im Urin ausgeschieden werden.

Sonderformen der Leukozyten

Sternheimer-Malbin-Zellen oder Glitzerzellen – NW: vereinzelt

Morphologie: Im Leukozyten (segmentkernigen Granulozyten) erkennt man eine charakteristische Beweglichkeit der Granula (Abb. 7.7).

- **Erkrankung:** Wenn mehr als 10 % der Leukozyten Glitzerzellen sind, kann das auf einen Harnwegsinfekt oder eine Pyelonephritis hinweisen.

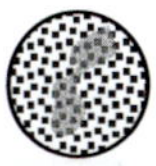

Abb. 7.7 Sternheimer-Malbin-Zellen

Histiozyten (Makrophagen) – NW: keine

Morphologie: größer als Granulozyt, variiert etwas in der Größe, enthält Granulation und viele Vakuolen, die als große, helle Kreise erscheinen. Kern: vielgestaltig und nur schemenhaft zu erkennen. Diese Zelle gehört zum Monozyten-Makrophagen-System. Sie kann Bakterien und Zellen wie Erythrozyten phagozytieren. Sie wird leicht mit runden Epithelien oder Fettkörnchenzellen verwechselt (Abb. 7.8).

- **Erkrankung:** entzündlicher Prozess

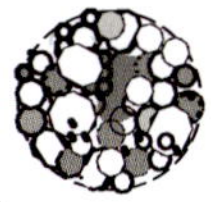

Abb. 7.8 Histiozyten

7.3 Epithelien

Cave
Im Katheterurin können Epithelien ein von der Norm abweichendes Aussehen haben. Man darf diese nicht mit Tumorzellen verwechseln!

Plattenepithelien – NW: 0–15/Gsfd

Morphologie: größtes Epithel im Urin, mehreckige Umrandung. Kern: klein, kompakt, dunkel und undurchsichtig bis leicht transparent mit perinukleärer Aufhellungszone, d. h. Lichthof um den Kern (Phasenkontrast), liegt einzeln und in Haufen (Abb. 7.9).

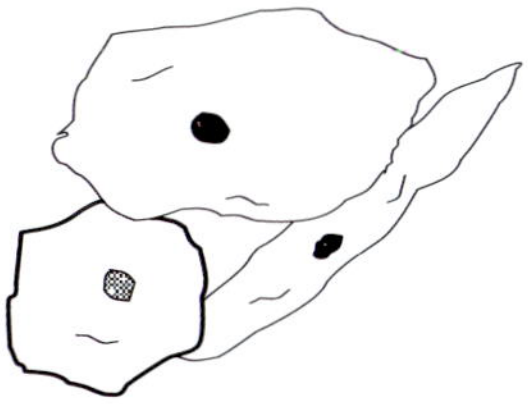

Abb. 7.9 Plattenepithelien

Im alten Urin wird die äußere Umrandung des Plattenepithels zunehmend runder. Ein vermehrtes Aufkommen von Plattenepithelien im Urin kann ein Hinweis dafür sein, dass es sich bei der Urinprobe nicht um einen Mittelstrahlurin handelt.

- **Herkunft:** Plattenepithelien kommen im unteren Teil der Harnröhre und im äußeren Genitalbereich vor. Im Urinsediment findet man häufig bei Frauen vermehrt Plattenepithelien, die ursprünglich aus dem Vaginalsekret stammen.

Übergangsepithelien oder Urothelzellen – NW: 0–1/Gsfd

Morphologie: Größe variiert stark, überwiegend rund bis oval oder manchmal auch geschwänzt, Zytoplasma kann granuliert sein. Kern: groß, rund, lockeres Chromatin, manchmal auch 2 Kerne. Zellen liegen einzeln und/oder in Haufen. Kleine Übergangsepithelien können nicht immer eindeutig von Nierenepithelien unterschieden werden (Abb. 7.10).

- **Herkunft:** ableitende Harnwege, also Nierenbecken, Harnleiter, Harnblase, Harnröhre.
- **Erkrankung:** Entzündung der ableitenden Harnwege. Bei Vorliegen atypischer Zellkerne und Zellverbände sollte eine weitere Abklärung mittels Urinzytologie erfolgen. Im ungefärbten Nativpräparat können Tumorzellen nicht sicher erkannt werden.

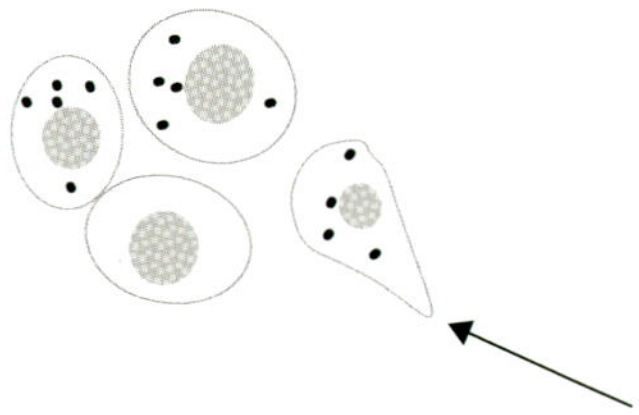

Abb. 7.10 Übergangsepithelien. *Pfeil:* geschwänztes Übergangsepithel

Tiefe Urothelzellen – NW: keine

Morphologie: Epithel mit kubischer Form, kleiner als Übergangsepithel, dunkles, feingrießiges Zytoplasma, teilweise mit Granula. Kern: 1, 2 oder auch 3 helle und transparent wirkende Zellkerne. Diese Epithelzellen müssen von Nierenepithelien unterschieden werden (Abb. 7.11).

- **Herkunft:** Das Urothel ist ein mehrschichtiges Epithel. Bei lang andauernden Harnwegsinfekten wird die obere Epithelschicht der Übergangsepithelien abgetragen. Darunter befinden sich weitere Epithelschichten sowie die tiefen Urothelzellen, die dann auch im Urinsediment zu sehen sind.

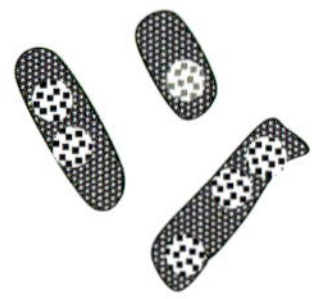

Abb. 7.11 Tiefe Urothelzellen

- **Erkrankung:** lang andauernder Harnwegsinfekt.

Nieren- oder Tubulusepithelien – NW: keine

Morphologie: kleinste Epithelzelle im Urin, etwas größer als Leukozyt, dunkles, feinkörniges Zytoplasma, schmaler Zytoplasmasaum, teilweise mit Granula. Kern: homogener bläschenförmiger Kern mit heller Struktur, Zellen liegen einzeln oder zusammen (Abb. 7.12).

- **Herkunft:** Niere
- **Erkrankung:** tubuläre Schädigung, toxische Schädigung und Transplantatabstoßung

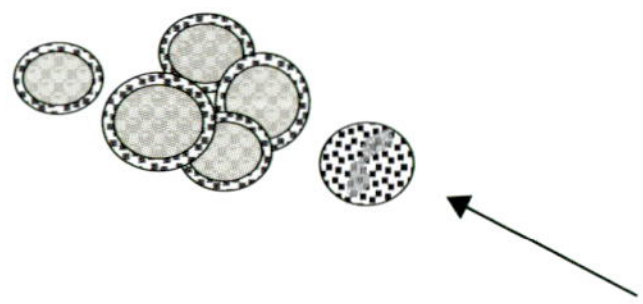

Abb. 7.12 Nieren- oder Tubulusepithelien. *Pfeil:* Leukozyt zum Vergleich

Fettkörnchenzellen – NW: keine

Morphologie: Tubulusepithelien mit Fetttröpfchen. Je nachdem, wie viele Lipide eingelagert werden, bekommen die Zellen eine enorme Größe. Zellgrenzen und Zellkern sind zum Teil nicht mehr zu sehen. Die Fetttröpfchen sind sehr hell und stark glänzend (Abb. 7.13).

- **Herkunft:** Niere
- **Erkrankung:** nephrotisches Syndrom

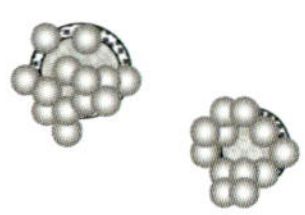

Abb. 7.13 Fettkörnchenzellen

- **Epithelien mit Einschlüssen**
- **Beispiel: Decoy-Zellen (Lockvogelzellen) – NW: keine**

Die mit dem Polyomavirus infizierte Tubuluszelle/ Urothelzelle heißt Decoy-Zelle. Lockvogelzelle (Decoy-Zelle) heißt sie deshalb, weil sie schnell mit atypischen Zellen verwechselt werden kann.

Morphologie: Epithel mit vergrößertem milchglasartigen Kern, Chromatin ist ungleich verteilt und liegt verdichtet an der Kernmembran (Abb. 7.14).

- **Herkunft:** Nierengewebe und Urothel vom Nierenbecken bis Ureter
- **Erkrankung:** Infektion mit Polyomavirus bei geschwächtem Immunsystem, wichtig bei Nierentransplantation

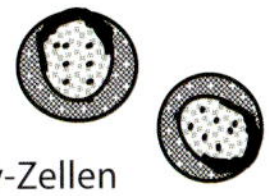

Abb. 7.14 Decoy-Zellen

7.3.1 Exkurs: Zellbeschreibung

- **Kriterien**

Es ist zum Teil sehr schwierig, die kleineren Epithelien zu erkennen und zu unterscheiden. Wenn Probleme in der Zuordnung bestehen oder die Zellen atypisch aussehen, kann man eine Zellbeschreibung vornehmen. Dabei sollten folgende Kriterien beschrieben werden:

- Lage: einzeln/im Verband (Abb. 7.15)
- Anisozytose (Größenunterschiede) der Zellen (Abb. 7.16)
- Kern-Zytoplasma-Verhältnis (Abb. 7.17)
- Kerngestalt/Nukleolen/Chromatin (Abb. 7.18)

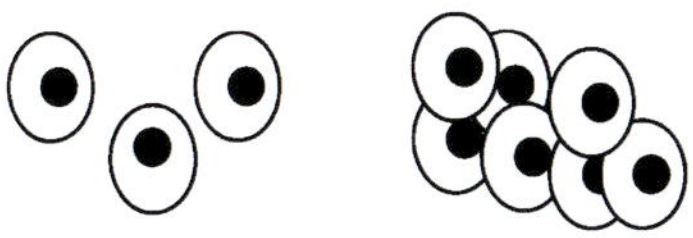

Abb. 7.15 Lage: einzeln/im Zellverband

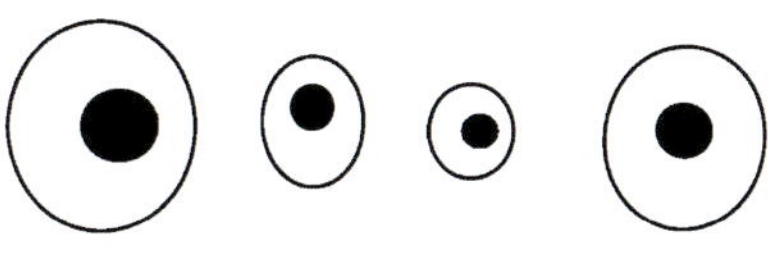

Abb. 7.16 Anisozytose der Zellen

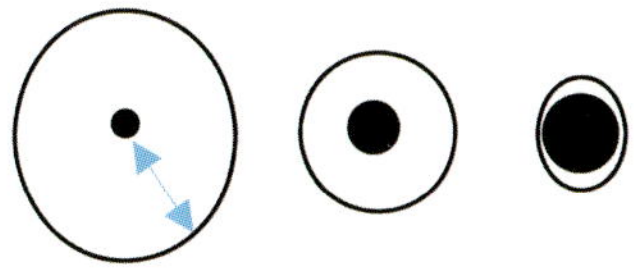

Abb. 7.17 Kern-Zytoplasma-Verhältnis

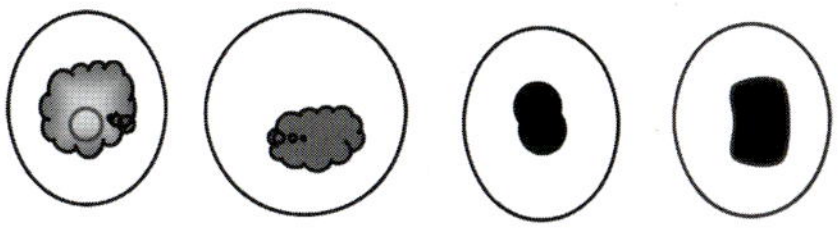

Abb. 7.18 Kerngestalt/Nukleolen/Chromatin

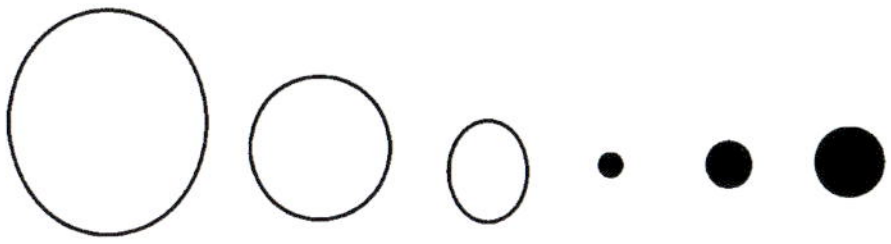

Abb. 7.19 Zellgröße/Kerngröße

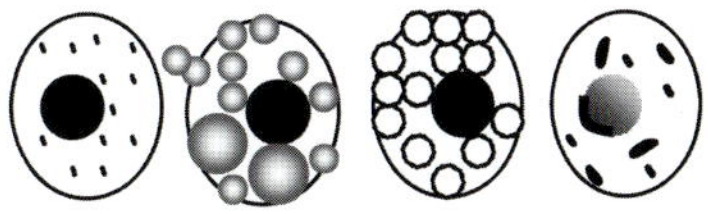

Abb. 7.20 Einschlüsse: Vakuolen, Granula, Sonstiges

- Zellgröße/Kerngröße (Abb. 7.19)
- Einschlüsse: Vakuolen, Granula, Sonstiges (Abb. 7.20)

7.4 Zylinder

Morphologie: zylindrisch geformte Gebilde mit scharfen Konturen und abgerundeten Enden in sehr unterschiedlicher Breite und Länge.

Zylinder bestehen aus einem großmolekularen Protein, dem Tamm-Horsfall-Protein oder Uromodulin. Dieses Glykoprotein wird in der Niere von den Tubuluszellen in die Tubuli abgegeben. Je nach Konzentration und pH-Wert des Urins aggregiert es und fällt aus. Entsprechend dem Tubulusdurchmesser formen sich auch die Zylinder in unterschiedlicher Breite (Abb. 7.21).

Besteht ein Zylinder nur aus dem Tamm-Horsfall-Protein, so sprechen wir von einem hyalinen Zylinder. Die Ein- bzw. Anlagerung von Zellen wie Erythrozyten, Leukozyten, Epithelien oder auch Fettpartikeln etc. in die Proteinsubstanz ist möglich. Im alkalischen Urin lösen sich die Zylinder schnell auf.

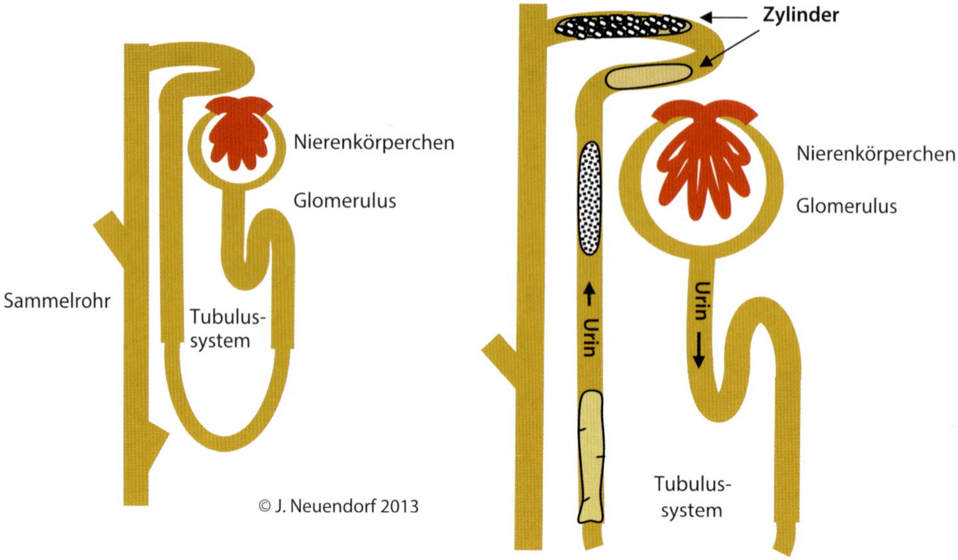

Abb. 7.21 Nephron. Ausschnitt: distaler Tubulus mit Zylinder

Zylinder entstehen im distalen Tubulus der Niere und weisen auf Nierenerkrankungen hin. Ausnahmen bilden die hyalinen und granulierten Zylinder, die differenzialdiagnostisch keine Bedeutung haben. Sie können bei Fieberzuständen, schweren Allgemeinerkrankungen und bei Nierenerkrankungen, aber auch bei Gesunden nachgewiesen werden.

Wird in einer Urinprobe eine Proteinurie nachgewiesen, sollte bei der mikroskopischen Urinsedimentuntersuchung auf eine Zylindurie geachtet werden. Mit dem 10er-Objektiv mustert man das Präparat auf Zylinder durch. Der Zylindertyp wird mit dem 40er-Objektiv identifiziert.

Folgende Zylindertypen werden hier dargestellt:

- Hyaline Zylinder
- Granulierte Zylinder
- Wachszylinder
- Epithelzylinder
- Erythrozytenzylinder
- Leukozytenzylinder
- Fett- oder Lipidzylinder und Fettkörnchenzellzylinder
- Hämoglobin- und Myoglobinzylinder
- Pseudozylinder oder Schleimfäden

▪ Hyaline Zylinder – NW: vereinzelt

Morphologie: farblos, matt-durchsichtig, vereinzelt kleine Pünktchen/Fäden, sonst inhaltslos, unterschiedliche Länge und Dicke. Um sie nicht mit Schleimfäden zu verwechseln, achtet man auf durchgehende Seitenkanten und darauf, dass beide Enden des Zylinders abgerundet und nicht ausgefranst sind (Abb. 7.22).

Im Hellfeld werden die hyalinen Zylinder schnell übersehen, weil sie sehr transparent sind. Im Phasenkontrast sind sie leicht zu erkennen.

- **Erkrankung/Vorkommen:** Fieber, Nierenerkrankung, körperliche Anstrengung

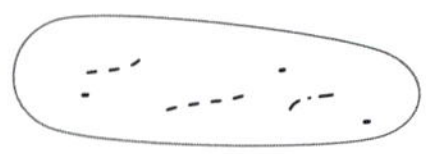

Abb. 7.22 Hyaliner Zylinder

▪ Granulierte Zylinder – NW: keine

Morphologie: feine oder grobe, nicht kristalline Granula, Größe des Zylinders variiert sehr stark, Granula müssen nicht über den ganzen Zylinder verteilt sein. Die Granula bestehen aus Plasmaproteinen (Abb. 7.23).

Cave
Zylindrische Ansammlungen von Kristallen dürfen nicht mit granulierten Zylindern verwechselt werden!

- **Erkrankung:** schwere Allgemeinerkrankung, Nierenerkrankung

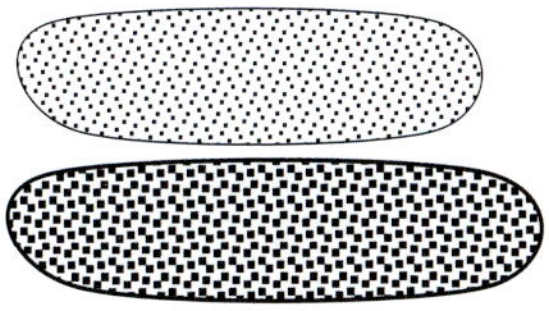

Abb. 7.23 Granulierte Zylinder

Wachszylinder – NW: keine

Morphologie: lichtbrechend, transparent, wachsartig. Typisch sind ausgeprägte, etwas kantig wirkende Enden und die seitlichen Einkerbungen. Wachszylinder bestehen aus denaturierten Plasmaproteinen. Im Hellfeld erscheint die Kontur des Wachszylinders wie mit einem Bleistift gezeichnet und ist im Gegensatz zum hyalinen Zylinder im Hellfeld nicht zu übersehen (Abb. 7.24).

- **Erkrankung:** schwere Nierenerkrankung

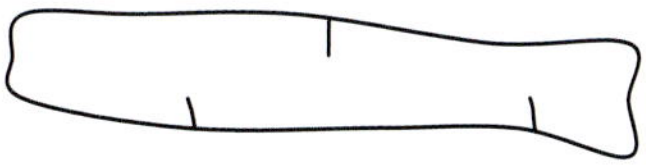

Abb. 7.24 Wachszylinder

Epithelzylinder – NW: keine

Morphologie: Eingelagerte Nieren- bzw. Tubulusepithelien sind nur sehr schwer zu erkennen.

Es ist nicht leicht, einen Epithelzylinder von einem Leukozytenzylinder zu unterscheiden. Der Kern des Epithels sieht eher rund und etwas heller aus als der Kern eines Granulozyten, der dunkler und eher länglich ist (Abb. 7.25).

- **Erkrankung:** akutes Nierenversagen, Tubulusschädigung

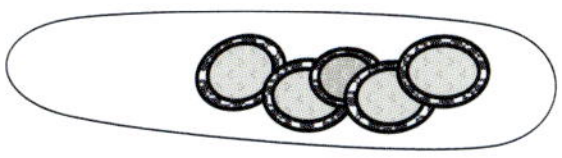

Abb. 7.25 Epithelzylinder

Erythrozytenzylinder – NW: keine

Morphologie: farblos, rotgelb bis braunrot, beinhalten teilweise sehr viele, teilweise auch nur wenige Erythrozyten. Gut zu erkennen sind die kleinen durchsichtigen und runden Zellen, die manchmal kein Hämoglobin beinhalten. Die Größe des Zylinders variiert sehr (Abb. 7.26). Das Vorkommen spricht für eine renale Hämaturie.

- **Erkrankung:** interstitielle Nephritis, Glomerulonephritis

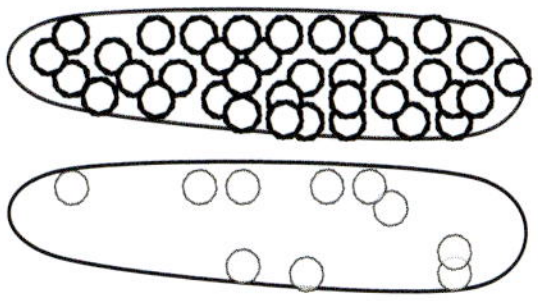

Abb. 7.26 Erythrozytenzylinder

Leukozytenzylinder – NW: keine

Morphologie: dunkle, grießige Zellen, Größe des Zylinders und Menge der Leukozyten stark variierend, die vielen Leukozyten überdecken die Kontur des Zylinders.

Merke: Im Lc-Zylinder herrscht Ordnung! Die Leukozyten sind im Zylinder dicht an dicht in Reih und Glied gepackt. Somit kann ein Lc-Zylinder gut von einem Lc-Haufen unterschieden werden.

Während kleine durchsichtige und runde Zellen für einen Ec-Zylinder typisch sind, erkennt man den Lc-Zylinder an den etwas größeren Zellen mit ihrer dunklen und körnigen Oberfläche (Abb. 7.27).

- **Erkrankung:** Pyelonephritis

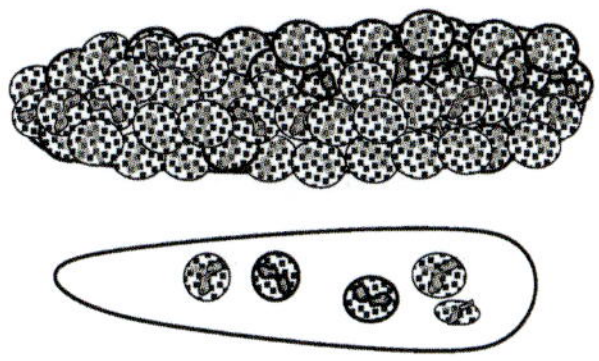

Abb. 7.27 Leukozytenzylinder

Fett- oder Lipidzylinder und Fettkörnchenzellzylinder – NW: keine

Morphologie **Fettzylinder**: Er ist mit stark aufleuchtenden, unterschiedlich großen Fetttropfen gefüllt. Fett kann schnell und gut mit Scharlachrot zum besseren Erkennen gefärbt werden.

Morphologie **Fettkörnchenzellzylinder**: Im Inneren befinden sich Fettkörnchenzellen, also runde, mit Fett bepackte Tubulusepithelien. Je mehr Fett einlagert ist, desto schlechter erkennt man die Epithelzelle (Abb. 7.28).

- **Erkrankung**: nephrotisches Syndrom

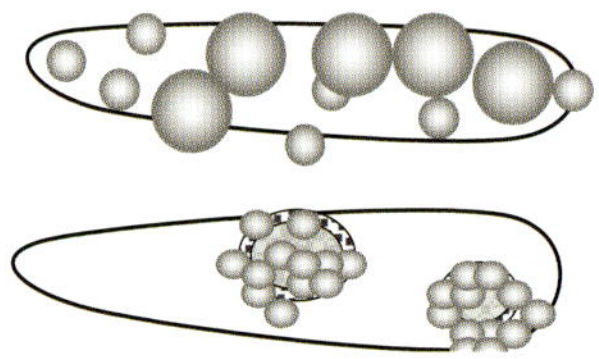

Abb. 7.28 Fett- oder Lipidzylinder und Fettkörnchenzellzylinder

Hämoglobin- und Myoglobinzylinder – NW: keine

Morphologie: gelblich bis braunrot gefärbt. Es ist sehr schwer, diese beiden Zylindertypen zu unterscheiden. Vorkommen bei Hämoglobinurie bzw. Myoglobinurie (Abb. 7.29).

Cave
Bei einer Muskelverletzung ist die Creatinkinase im Serum erhöht.

- **Erkrankung:** Hämolyse, schwere Muskelverletzung

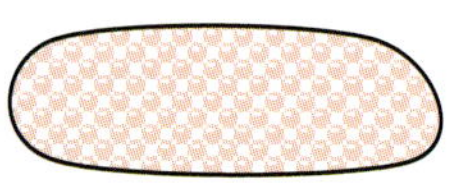

Abb. 7.29 Hämoglobin- und Myoglobinzylinder

Pseudozylinder oder Schleimfäden

Morphologie: breite und/oder schmale faserige, ungeordnete Konturen, die an den Enden keine Rundungen aufweisen. In den Schleimfäden verfangen sich oft Zellen, Bakterien und Kristalle (Abb. 7.30). Sie bestehen aus dem Tamm-Horsfall-Protein. Im Befund werden Schleimfäden nicht notiert.

Cave
Es ist wichtig, Pseudozylinder nicht mit hyalinen Zylindern zu verwechseln!

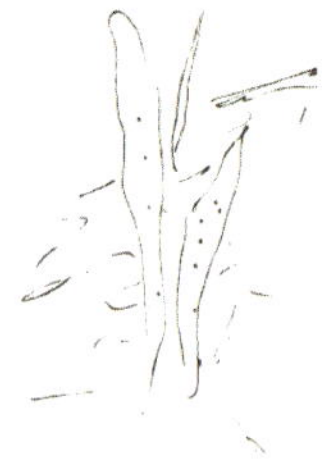

Abb. 7.30 Pseudozylinder

7.5 Mikroorganismen

Bakterien – NW: (+) bis +

Morphologie: rund und länglich geformt.
Wie Abb. 7.31 und Abb. 7.32 zeigen, sind Bakterien sehr klein und sehr vielgestaltig. Im Nativpräparat erkennt man Bakterien auch an ihrer Eigenbeweglichkeit und an ihrer eher abgerundeten und nicht aufleuchtenden Kontur. Sie können somit von kleinen aufleuchtenden amorphen Salzen unterschieden werden.

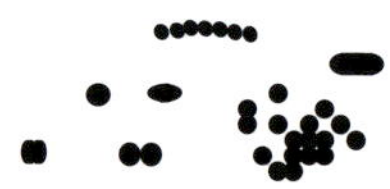

Abb. 7.31 Runde Bakterien (Kokken)

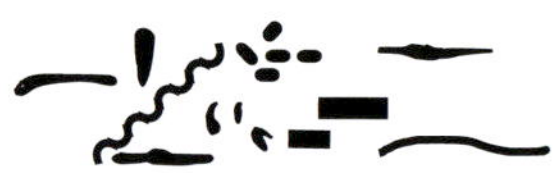

Abb. 7.32 Längliche Bakterien (Stäbchen)

Bakterien liegen einzeln, in Ketten und/oder in Haufen vor.

Im Urinsedimentbefund wird nicht auf die Bakterienform eingegangen, sondern nur auf die Quantität! Die Spezifizierung der Erreger ist Aufgabe der Mikrobiologie.

Beim Stehenlassen des Urins vermehren sich die Bakterien sehr rasch: In 20 min verdoppelt sich die Keimzahl! Wenn die Urinprobe bis zur Untersuchung länger als 2 h stehen muss, sollte sie verschlossen im Kühlschrank aufbewahrt werden.

- **Erkrankung:** Harnwegsinfekt

Trichomonaden (Flagellaten) – NW: keine

Morphologie: rundlich-ovale bis birnenförmige Gestalt mit 4 Geißeln, etwas größer als Leukozyten.

Mikroskopisch erkennt man Trichomonaden im frischen Urin daran, dass sie schnell durch das Gesichtsfeld wandern. Im Phasenkontrastmikroskop sieht man gut die Geißeln, mit denen sie sich fortbewegen. Das Innere der Trichomonade sieht im Gegensatz zu einem segmentkernigen Leukozyten eher homogen aus. Das Zytoplasma kann zahlreiche Granula enthalten (▣ Abb. 7.33).

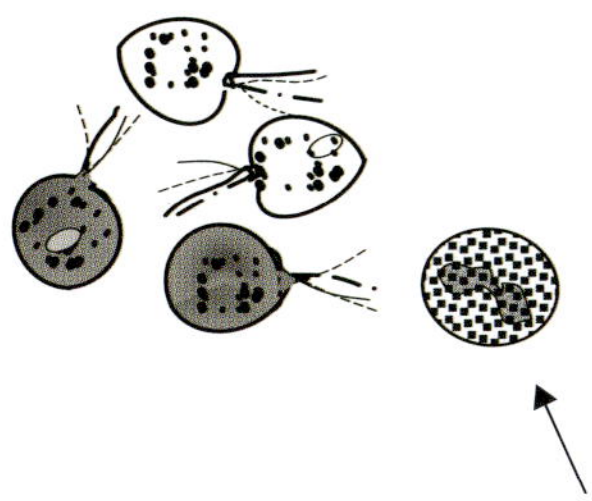

▣ **Abb. 7.33** Trichomonaden. *Pfeil:* Leukozyt zum Vergleich

Bei Degeneration erscheinen Trichomonaden eher rund und können Vakuolen aufweisen. Sie können nur im ganz frischen und noch warmen Urin sicher beurteilt werden, da sie sich beim Erkalten nicht mehr bewegen und dann sehr schwer von Leukozyten oder Übergangsepithelien zu unterscheiden sind.

- **Erkrankung:** Trichomonadeninfektion

Hefepilze – NW: keine

Morphologie **Hefezellen**: Im Hellfeld erscheinen Hefezellen farblos, im Phasenkontrast sind sie von heller Farbe. Ihre Form kann rund, oval bis länglich sein. Sie liegen gern in unterschiedlicher Größe zusammen und weisen teilweise die typische »Mutter-Kind-Stellung« auf. Hefezellen sind meistens etwas kleiner als Erythrozyten. Es ist schwer, einzelne Hefezellen von Erythrozyten zu unterscheiden (▣ Abb. 7.34).

Morphologie **Pilzfäden**: Hierbei handelt es sich um mehrere aneinanderliegende schlauchartige Gebilde (Pseudohyphen), die sich zu einem längeren Pseudomyzel mit den typischen Quersepten formen. Sie können sehr lang (100 µm) werden, sich verzweigen und ein Geflecht bilden. Alte Pilzfäden verlieren die schlauchartige Struktur und sind von Schleimfäden nicht zu unterscheiden (▣ Abb. 7.34).

Morphologie **Chlamydosporen**: Sehr selten sind Chlamydosporen zu sehen. Hierbei handelt es sich um Dauerüberlebensformen, die nur ausgebildet werden, wenn das Nährstoffangebot für den Hefepilz nicht optimal ist. Chlamydosporen wachsen an einem Pseudomyzel, können in einem Nativpräparat aber auch etwas abseits vom Pilzfaden liegen. Chlamydosporen sind etwas größer als Erythrozyten (Verwechslungsgefahr!) (▣ Abb. 7.35).

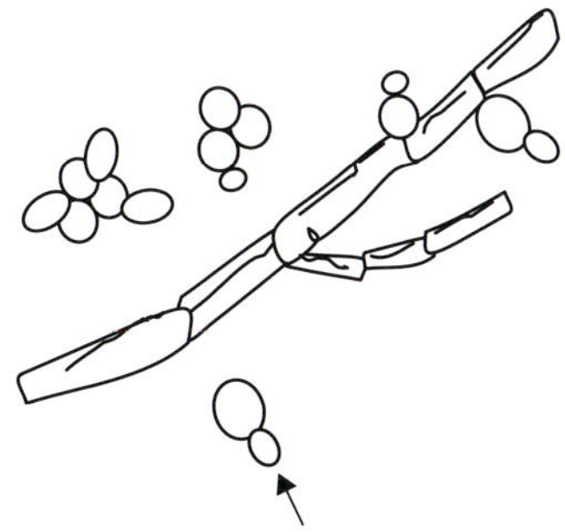

▣ **Abb. 7.34** Hefezellen und Pilzfäden. *Pfeil:* »Mutter-Kind-Stellung«

- **Erkrankung:** Pilzinfektion, häufig bei Diabetikern und nach Antibiotika-Therapie

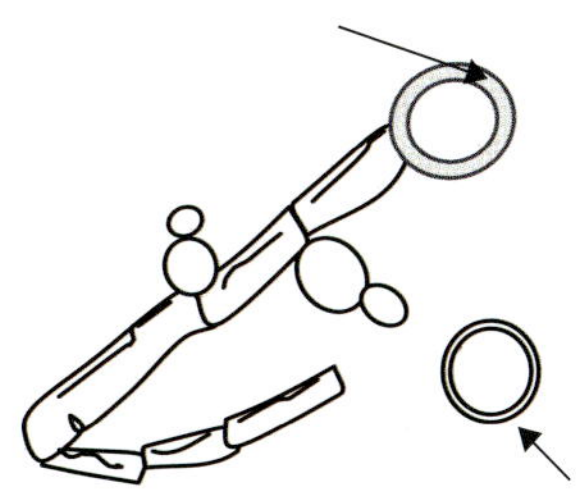

▣ **Abb. 7.35** Hefepilze mit Chlamydospore. *Pfeil oben*: Chlamydospore. *Pfeil unten*: Erythrozyt zum Vergleich

7.6 Kristalle

In Abhängigkeit von Konzentration, pH-Wert und Temperatur fallen Kristalle im Urin in kleineren oder größeren Mengen aus. Die Formen der verschiedenen Kristalle sind sehr vielseitig und mikroskopisch gut zu erkennen. Es gibt einige pathologische Kristalle, die sicher von den nichtpathologischen Kristallen unterschieden werden müssen. Manche Kristalle entstehen durch Ausscheidungen von Medikamenten im Urin. Im Folgenden werden nur die wichtigsten Kristalle aufgeführt.

7.6.1 Pathologische Kristalle

Es handelt sich um Salze bzw. Kristalle, die bei sehr schweren Leberschäden oder Eiweißstoffwechselstörungen vorkommen können. Sie sind sehr selten!

▪ Zystin – NW: keine

Morphologie: farblose, sechseckige, dünne Scheiben, teilweise übereinanderliegend. Urin-pH sauer (◘ Abb. 7.36).

- **Erkrankung:** Zystinurie (erbliche Stoffwechselerkrankung mit tubulärer Rückresorptionsstörung für Zystin)

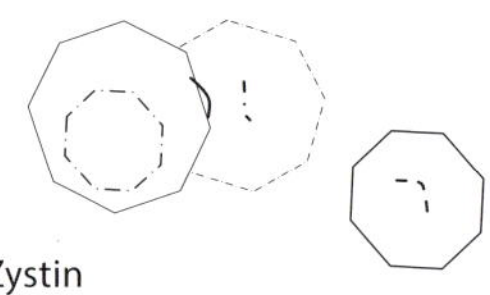

◘ **Abb. 7.36** Zystin

▪ Leucin – NW: keine

Morphologie: braungelbe Farbe, Kugeln mit radialer Streifung, Urin-pH sauer (◘ Abb. 7.37).

> **Cave**
> **Leucin darf nicht mit Ammoniumurat verwechselt werden!**

- **Erkrankung:** schwerer Leberschaden

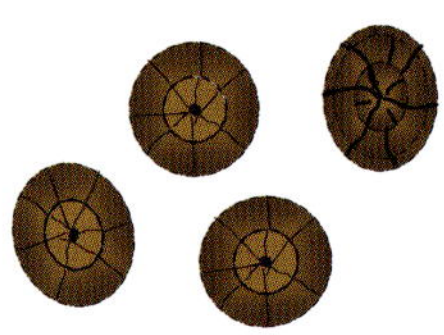

◘ **Abb. 7.37** Leucin

▪ Tyrosin – NW: keine

Morphologie: im sauren Harn, glänzende, farblose oder gelb-braune, hauchdünne Nadeln, einzeln oder zusammen liegend (◘ Abb. 7.38).

> **Cave**
> **Tyrosin kann leicht mit Medikamentenkristallen verwechselt werden!**

- **Erkrankung:** schwerer Leberschaden

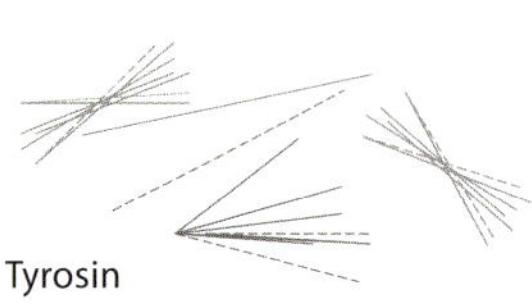

◘ **Abb. 7.38** Tyrosin

▪ Cholesterin – NW: keine

Morphologie: kleine oder größere farblose, eckige Tafeln mit eckigen Aussparungen, meist übereinanderliegend, pH-unabhängig, Cholesterin leuchtet nicht auf und hat eher kantige Konturen (◘ Abb. 7.39).

- **Erkrankung**: Nierenerkrankung

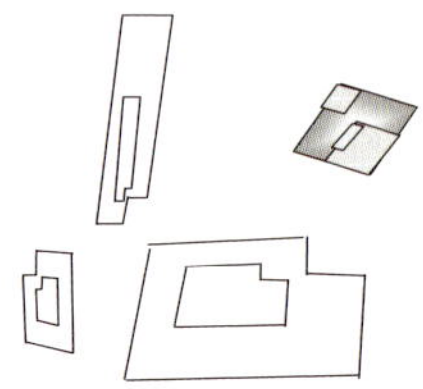

◘ **Abb. 7.39** Cholesterin

7.6.2 Nichtpathologische Kristalle

Es handelt sich um Salze, die amorph und/oder als Kristalle vorkommen und deren Auftreten häufig von der Ernährung abhängig ist (z. B. Ca-Oxalate bei Genuss von Tomaten und Rhabarber).

▪ Im sauren Urin

▪▪ Urate oder amorphe Harnsäuresalze

Morphologie: braune amorphe Salze, ähneln Sandkörnchen, können ganz vereinzelt oder dicht geballt im Haufen liegen und Zylinder vortäuschen. Wenn Urate in großer Menge vorkommen, ist das Urinsediment rotbraun gefärbt (Ziegelmehlsediment) (◘ Abb. 7.40).

Urate unterscheiden sich von amorphen Erdalkaliphosphaten durch die Farbe und den pH-Wert. Die Farbe kann nur im Hellfeld bestimmt werden.

- **Erkrankung:** Fieber, Gicht

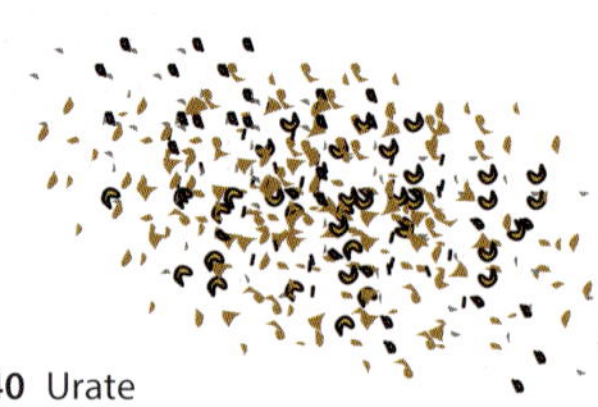

◘ **Abb. 7.40** Urate

▪▪ Harnsäurekristalle

Morphologie: gelblich bis rotbraun aufleuchtend, in unterschiedlicher Größe, sehr vielgestaltig, Formen wie Rosetten, rhombische Tafeln, Wetzsteine, Hanteln, Tonnen, Stäbchen (▪ Abb. 7.41).

- **Erkrankung:** erhöhte Harnsäurekonzentration bei Gicht, zytostatischer Therapie, Fieber

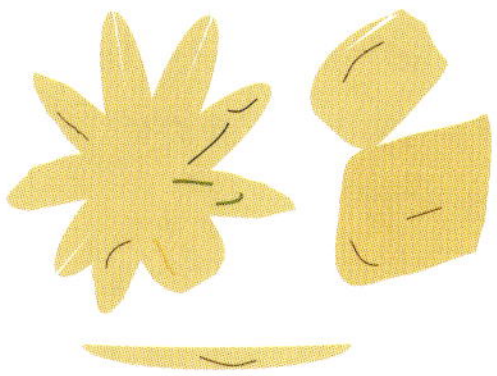

▪ **Abb. 7.41** Harnsäurekristalle

▪▪ Calciumoxalate (Briefkuvertform, rund, oval, sanduhrförmig)

Morphologie: im Hellfeld durchscheinend und farblos, sehr stark glänzend und lichtbrechend, im sauren bis schwach alkalischen Urin, sehr häufig Briefkuvertform, runde und ovale Form, selten als Sanduhrform vorkommend (▪ Abb. 7.42).

Cave
Die runde Form der Ca-Oxalate nicht mit Erythrozyten verwechseln!

- **Erkrankung:** Ein vermehrtes Aufkommen von Ca-Oxalaten kann ein Hinweis auf eine Nephrolithiasis sein.

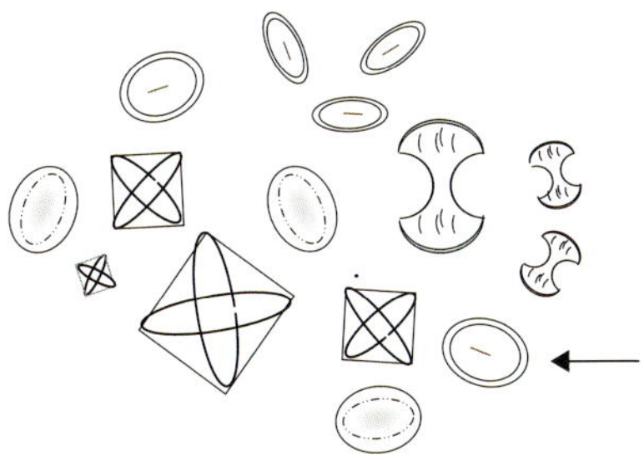

▪ **Abb. 7.42** Calciumoxalat. *Pfeil*: Die runde Form der Ca-Oxalate nicht mit Erythrozyten verwechseln!

▪ Im alkalischen Urin

▪▪ Amorphe Erdalkaliphosphate

Morphologie: weiße bis graue, kleine kristalline Sandkörnchen, einzeln und in Haufen liegend, im alkalischen oder leicht sauren Harn, nicht mit Uraten zu verwechseln. Makroskopisch hat das Sediment eine weißgraue Farbe. Die Farbe kann nur im Hellfeld bestimmt werden (▪ Abb. 7.43)!

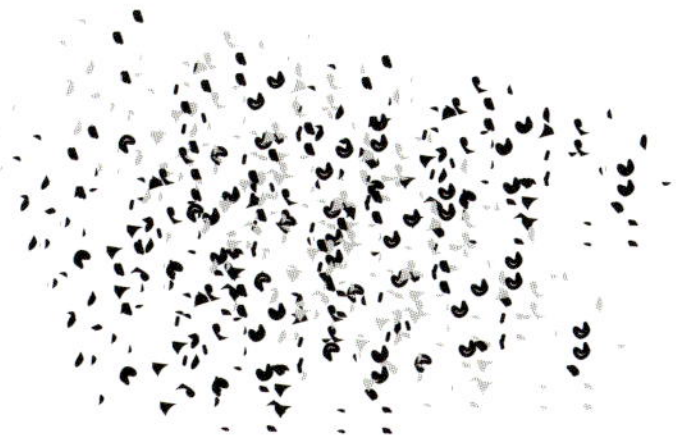

▪ **Abb. 7.43** Amorphe Erdalkaliphosphate

▪▪ Tripelphosphate oder Ammonium-Magnesium-Phosphate

Morphologie: farblos, brillante Sargdeckelform oder dicke Balken, Größe stark variierend, im alkalischen und auch altem Harn häufig gemeinsam mit vielen Bakterien (▪ Abb. 7.44).

- **Erkrankung:** Bakteriurie

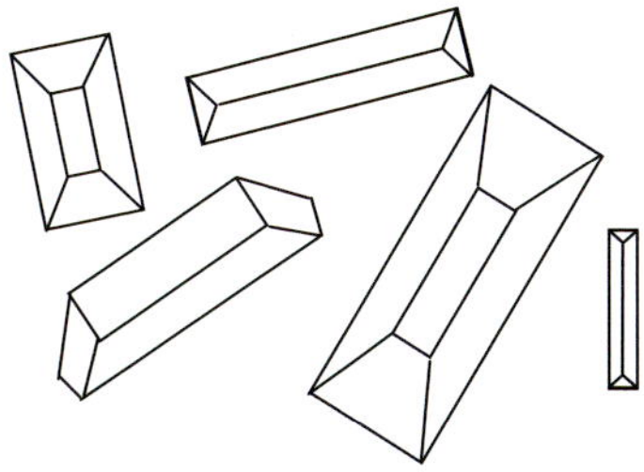

▪ **Abb. 7.44** Tripelphosphate

▪▪ Ammoniumuratkristalle

Morphologie: kleine gelb-braune Bälle, teilweise mit kleinen Dornen unterschiedlicher Größe, leicht alkalischer Harn (▪ Abb. 7.45).

Cave
Ammoniumuratkristalle darf man nicht mit Leucin verwechseln!

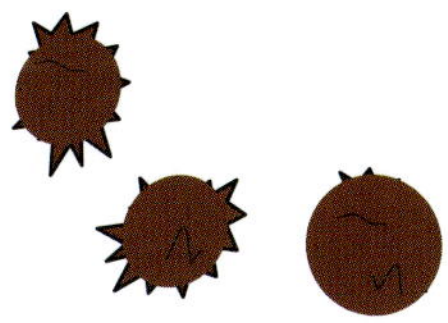

▪ **Abb. 7.45** Ammoniumuratkristalle

7.7 Sonstige Sedimentbestandteile

Spermien

Morphologie: heller und transparent wirkender Kopf, oval bis rund geformt, langer dünner und dunkler Schwanz, liegen einzeln oder in Haufen (Abb. 7.46).

Die noch vitalen Spermien bewegen sich schlängelnd durch das Gesichtsfeld. Übersieht man den Schwanz, so sind die Spermienköpfe teilweise schwer von Hefezellen zu unterscheiden. Im Phasenkontrast leuchtet der Kopf deutlich auf.

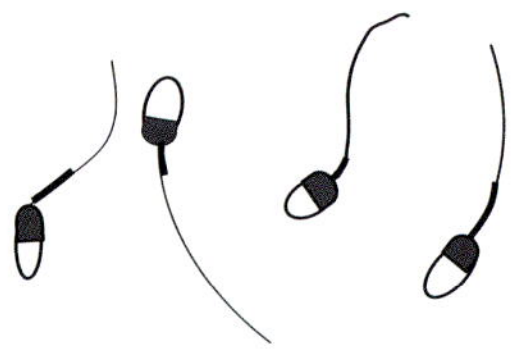

Abb. 7.46 Spermien

7.8 Artefakte

Artefakte stammen aus

- Materialien zur Herstellung des Nativpräparats (Objektträger, Deckglas und Handschuhe),
- dem umgebenden Milieu (Luft mit Staub und Pollen),
- der Probengewinnung: Fasern der Kleidung des Patienten, Verunreinigung wie Fäkalien (vor allem bei bettlägerigen Patienten), fetthaltige Salben, Zäpfchen, Patientenhaare.

Außerdem kann eine unsachgemäße Herstellung des Nativpräparates zu Artefakten (Luftblasen, verdreckte Deckgläser und Objektträger) führen.

Cave
Das sichere Erkennen und Zuordnen von Artefakten ist wichtig, um diese von pathologischen Urinsedimentbestandteilen wie Erythrozyten, Zylindern, Cholesterin etc. unterscheiden zu können!

Anmerkung: Auf den folgenden Seiten sind verschiedene Artefakte aufgelistet. In ► Teil 2 finden Sie die Gegenüberstellung von Artefakten und Urinsedimentbestandteilen.

Fetttropfen

Cave
Das sichere Erkennen von Fetttropfen ist wichtig, um diese nicht mit Erythrozyten zu verwechseln!

Fetttropfen im Urin sind runde, sehr stark lichtbrechende Gebilde. Durch ihre hohe Lichtbrechung und ihre unterschiedliche Größe kann man sie von Erythrozyten unterscheiden (Abb. 7.47a).

Sieht man im Urinsediment neben den Fetttropfen keine Fettkörnchenzellen oder Fettzylinder, so können diese auch durch fetthaltige Salben oder Zäpfchen verursacht worden sein (Abb. 7.47b).

Der Fetttropfen verändert sich sehr stark in seiner Helligkeit und seiner Leuchtkraft, wenn man die Mikrometerschraube bedient (Abb. 7.47c).

Luftblasen

Cave
Das sichere Erkennen von Luftblasen ist wichtig, um diese nicht mit Erythrozyten zu verwechseln!

Wenn das Nativpräparat nicht sachgemäß hergestellt wird bzw. wenn das Präparat schon älter ist und »Luft gezogen hat«, können zahlreiche, unterschiedlich große Luftblasen zu sehen sein. Luftblasen sind weniger stark lichtbrechend als Fetttropfen (Abb. 7.48).

Abb. 7.47a–c Fetttropfen

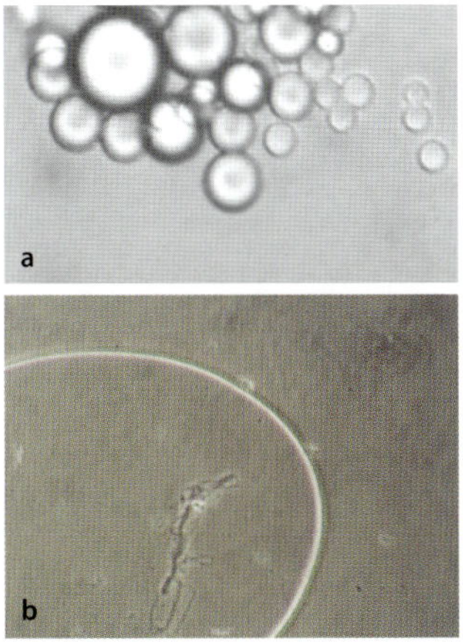

Abb. 7.48 Luftblasen. **a** Zahlreiche, unterschiedlich große Luftblasen; **b** Luftblase mit Faser (100er-Vergrößerung)

Glassplitter

Cave
Artefakte wie **Glassplitter** dürfen nicht mit **Cholesterin** verwechselt werden!

Auf den Objektträgern und Deckgläschen befinden sich häufig kleinste Glassplitter (Abb. 7.49).

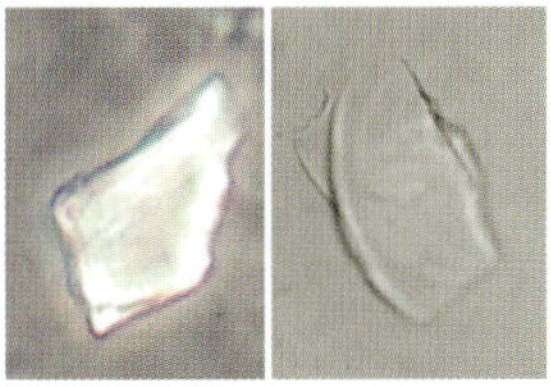

Abb. 7.49 Glassplitter

Fasern, Staub, Haare

Cave
Artefakte wie **Fasern, Staub, Haare, Schuppen** können **Zylinder** vortäuschen (Abb. 7.50). Alle Partikel können durchscheinend farblos oder auch farbig erscheinen.

Fäkalien

Cave
Fäkalien sind nicht mit **Uraten/Harnsäurekristallen** zu verwechseln!

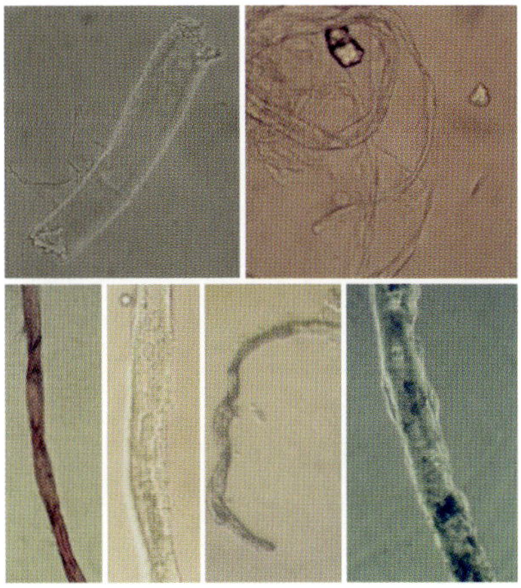

Abb. 7.50 Fasern, Staub, Haare

Vor allem im Urin von älteren und bettlägerigen Patienten können Beimengungen von Fäkalien vorkommen (Abb. 7.51).

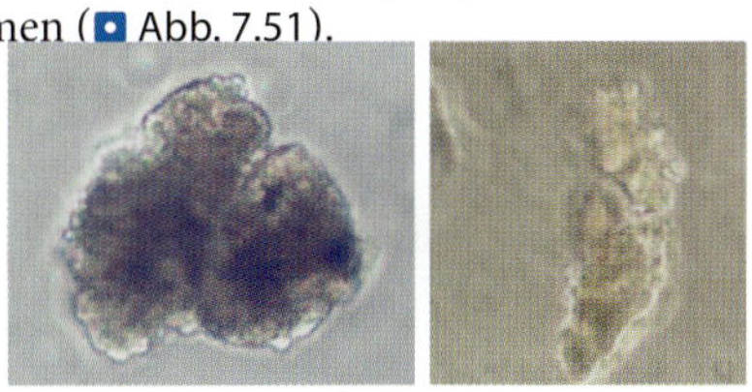

Abb. 7.51 Fäkalien

Pollen

Cave
Artefakte wie Pollen können mit **Histiozyten** oder **Epithelien** verwechselt werden!

Im Frühjahr können bei offenem Fenster gehäuft Pollen im Urinsedimentpräparat zu sehen sein (Abb. 7.52).

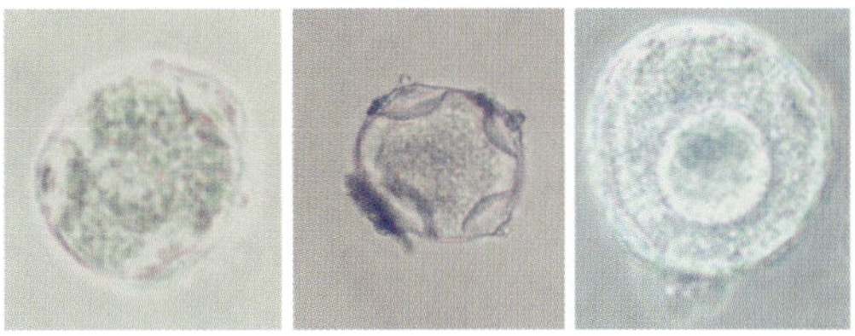

Abb. 7.52 Pollen

Medikamentenkristalle

Cave
Formen sich die Medikamentenausscheidungen zu Kristallnadeln, dürfen diese nicht mit Tyrosinnadeln verwechselt werden!

Medikamentenausscheidungen können im Urin in vielfältigen Formen auskristallisieren (Abb. 7.53).

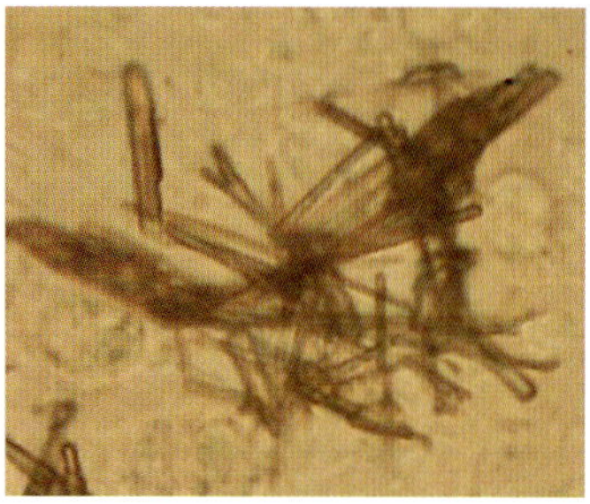

Abb. 7.53 Medikamentenkristalle

Anfärben von Urinsedimentbestandteilen

8.1 Färbetechniken – 44

8.1 Färbetechniken

- **Aus dem KOVA®-System: Färbelösung (Sternheimer-Malbin-Lösung) (◘ Abb. 8.1)**
  - **Farblösung:** Äthanol, Kristallviolett, Safranin O und Ammoniumoxalat.
  - **Haltbarkeit:** Raumtemperatur, kein Filtrieren notwendig.
  - **Durchführung:** Zu 1 ml Harnsediment gibt man 1–2 Tropfen Farblösung, vorsichtig mischen; es kann sofort mikroskopiert werden.
  - **Färbeergebnis:** siehe Beipackzettel.

- **Fettfärbung (◘ Abb. 8.2)**
  - **Farblösung:** Scharlachrotfarbe oder Sudanrotfarbe.
  - **Haltbarkeit:** Raumtemperatur.
  - **Durchführung:** Zu 1 ml Harn gibt man 1–2 Tropfen filtrierte Farblösung, vorsichtig mischen; es kann sofort mikroskopiert werden.
  - **Färbeergebnis:** gelb-rote Anfärbung des Fettes.

- **Papanicolaou-Färbung (aufwendige Färbung) (◘ Abb. 8.3)**
  - Für Urinzytologie und Erythrozytenmorphologie

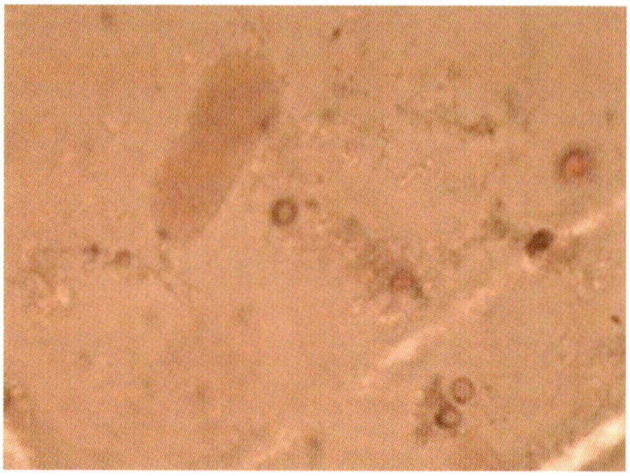

◘ **Abb. 8.1** KOVA®-Färbung

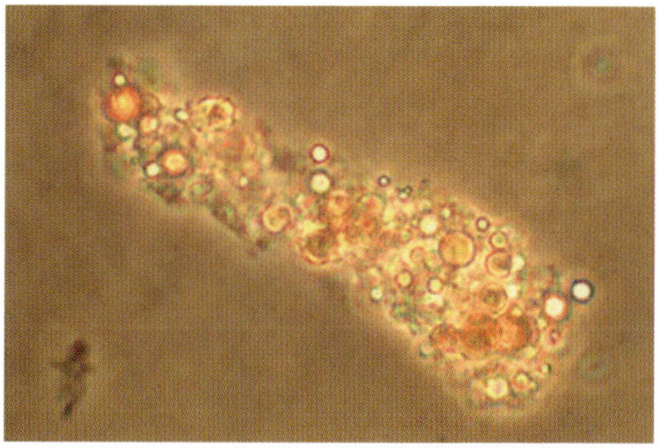

◘ **Abb. 8.2** Fettfärbung mit Scharlachrot

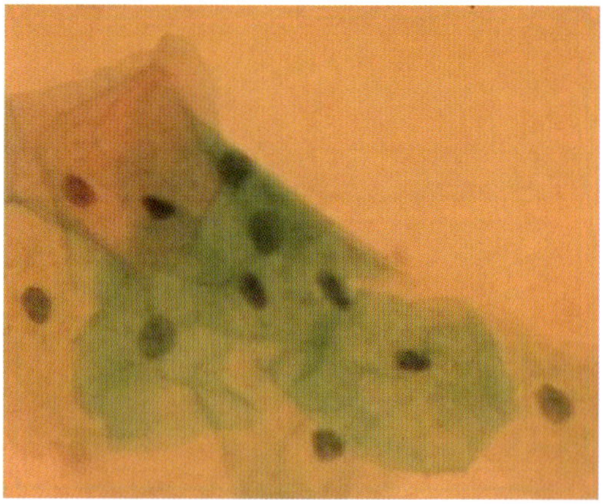

◘ **Abb. 8.3** Papanicolaou-Färbung

9

Zellzählung in der Fuchs-Rosenthal-Zählkammer

9.1 Exkurs: Fuchs-Rosenthal-Zählkammer – 46

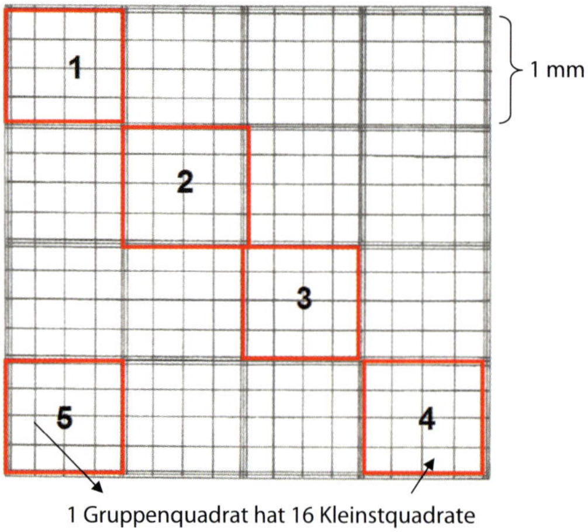

Abb. 9.1 Zellzählung in der Fuchs-Rosenthal-Zählkammer. (Mod. nach Rick 1990)

Abb. 9.1 zeigt die Fuchs-Rosenthal-Zählkammer.

Berechnung

Ganze Kammerfläche:	16 mm²	Kammerfläche eines Gruppenquadrats:	1,0 mm²
Kammerhöhe:	0,2 mm	Kammerhöhe:	0,2 mm
Ganzes Kammervolumen:	3,2 mm³ (µl)	Kammervolumen eines Gruppenquadrats:	0,2 mm³ (µl)
Summe der ausgezählten Gruppenquadrate: 5			

$$\frac{\text{Ausgezählte Zellen}}{\underset{[5 \times 1{,}0\ \text{mm}^2]}{\text{Ausgezählte Fläche}} \times \underset{[0{,}2\ \mu\text{l}]}{\text{Kammerhöhe}}} =$$

$$= \frac{\text{Zellzahl}}{5 \times 0{,}2\ \mu\text{l}} = \text{Zellzahl}/\mu\text{l Urin}$$

Durchführung der Zellzählung

- Frischen, gut durchmischten nativen Urin mit einer Tropfpipette in die Zählkammer geben
- 5 Gruppenquadrate auszählen
- Die Summe der Zellen entspricht der Zellzahl pro µl Urin

Mikroskopeinstellung

Die Kammerzählung kann sowohl im Hellfeld- als auch im Phasenkontrastverfahren durchgeführt werden.

Hellfeld-Mikroskopie Mit dem 10er-Objektiv, mit leicht abgesenktem Kondensor und aus dem Strahlengang geklappter Frontlinse wird die Ebene auf dem Gitternetz scharf gestellt. Mit dem 40er-Objektiv kann ein Kleinstquadrat eingestellt werden.

Phasenkontrast-Mikroskopie Vorgehen wie im Hellfeld, nur etwas den abgesenkten Kondensor anheben (damit dunkler Fleck im Gesichtsfeld verschwindet). Die Phasenkontrasttechnik ist sehr geeignet zum Auszählen der Zellen und Erkennen von Bakterien etc.

Die Auszählung der Zellen erfolgt in den 5 Gruppenquadraten mit dem 10er- oder 40er-Objektiv. Die Summe der ausgezählten Erythrozyten bzw. Leukozyten wird (ohne weitere Berechnung) pro µl Urin angegeben:

Normalbereich

- bis 10 Leukozyten/µl
- bis 3 Erythrozyten/µl

9.1 Exkurs: Fuchs-Rosenthal-Zählkammer

Die Fuchs-Rosenthal-Zählkammer eignet sich vor allem für die Auszählung geringer Zellmengen, weil sie eine Kammerhöhe von 0,2 mm hat und somit doppelt so hoch ist wie andere Kammern.

Aufschieben des Deckgläschens

Das Deckglas mit etwas Aqua dest. anfeuchten und mit leichtem Druck der Daumen über die Außen-

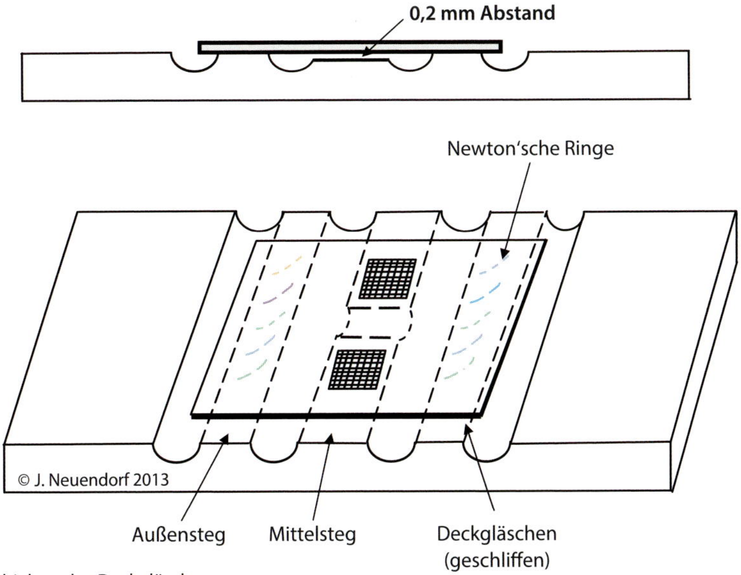

Abb. 9.2 Aufschieben des Deckgläschens

stege nach vorne schieben. Erkennt man jetzt die farbigen Newton'schen Ringe auf den Außenstegen, so kann man sicher sein, dass das Deckglas fest sitzt.

Befüllen der Zählkammer

Mit der Tropfpipette gibt man einen Tropfen Urinsediment (gut durchmischt) zwischen Deckglas und Zählkammer. Der Tropfen muss sich exakt auf dem Mittelsteg verteilen. Bei Luftblasen oder zu viel Sediment muss die Zählkammer gesäubert und neu gefüllt werden.

Auszähltechnik

In Abb. 9.3 erkennt man, dass die rot markierten Zellen in dem Gruppenquadrat in L-Form ausgezählt werden, während die durchsichtigen Zellen nicht beachtet werden.

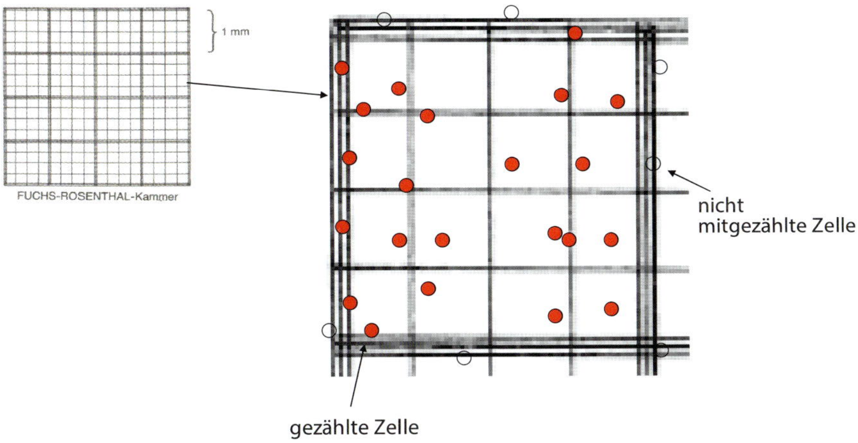

Abb. 9.3 Auszähltechnik. (Mod. nach Rick 1990)

- **Mikroskopischer Ausschnitt eines Gruppenquadrats/eines Kleinstquadrats (Abb. 9.4)**

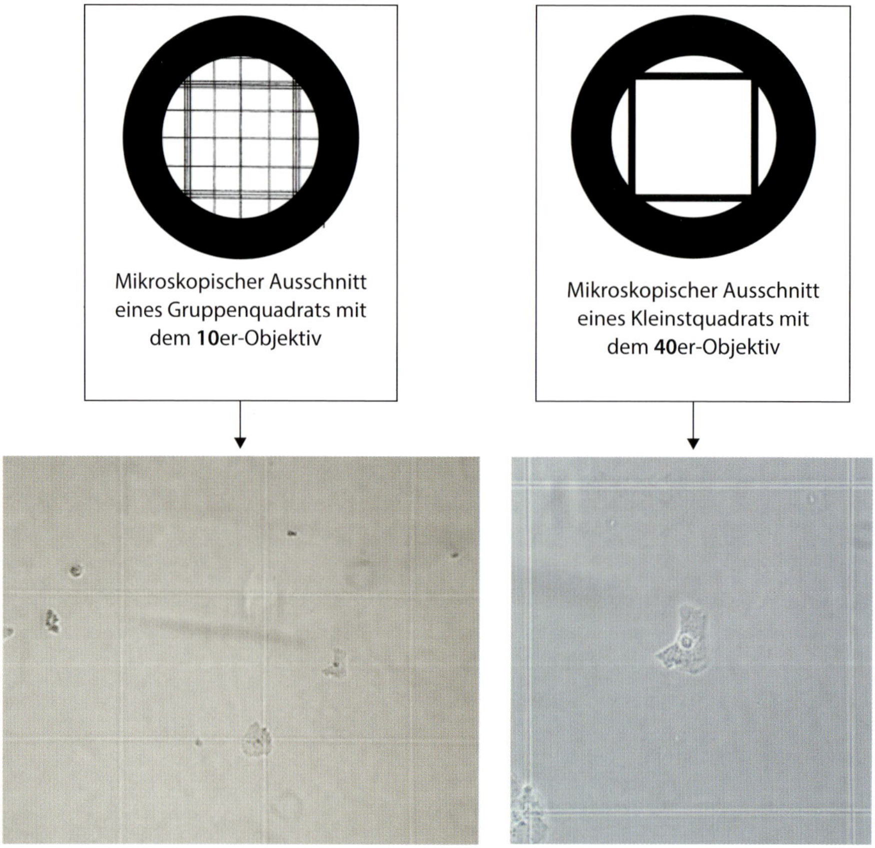

10er-Objektiv/Plattenepithelien

40er-Objektiv im Phasenkontrast/Plattenepithel

Abb. 9.4 Mikroskopischer Ausschnitt eines Gruppenquadrats/eines Kleinstquadrats

Quellenangaben

Glatz-Krieger K, Institut für Pathologie Basel: Abbildung »Decoy-Zellen«
Kova®Reagenz Hycor Biomedical GmbH. Beipackzettel
Linkenheld C (2011) Sehfeldzahl. Auszug teilweise aus http://www.mikroskopie.de/kurse/glossar/defs/sehfeld.htm. Zugegriffen: 15. Februar 2013
Rick W (1990) Klinische Chemie und Mikroskopie. Springer, Berlin
Zeile G (1983) Kompendium der praktischen Hämatologie GIT Verlag Giebeler
Zeiss C (1997) Mikroskopieren von Anfang an! Was heißt Köhlern?http://www.zeiss.de/C1256B5E00496AB1/?Open Zugegriffen: 15. Februar 2013
Zimmermann-Spinnler M (1991) Urinlabor. Medical Laboratory Consulting, CH-Liestal
Fotografien: © J. Neuendorf 2010, 2011, 2012
Schematische Zeichnungen der Urinsedimentbestandteile und sonstige Abbildungen von © J. Neuendorf 2012

Teil 2

Kapitel 11 Urinsedimentbestandteile in der Hellfeld- und Phasenkontrastmikroskopie – 53

Urinsedimentbestandteile in der Hellfeld- und Phasenkontrastmikroskopie

11.1 Eumorphe Erythrozyten – 55

11.2 Hämaturie – 57

11.3 Dysmorphe Erythrozyten – 58

11.3.1 Vergleich: Akanthozyten – Stechapfel-Ec – 59

11.4 Hefezellen und Pilzfäden – 60

11.4.1 Haufenbildung: Hefezellen und Pilzfäden – 62

11.4.2 Hefezellen mit Chlamydosporen – 63

11.4.3 Vergleich: Hefezellen – Akanthozyten – 64

11.4.4 Bakterien, Pilzfäden, Schleim – 65

11.5 Leukozyten – 66

11.5.1 Alte Leukozyten – 67

11.5.2 Leukozytenansammlungen – 68

11.5.3 Exkurs: Neutrophile, Eosinophile, Lymphozyten – 69

11.5.4 Histiozyten oder Makrophagen – 70

11.6 Trichomonaden – 71

11.7 Epithelien – 72

11.7.1 Plattenepithelien – 73

11.7.2 Übergangsepithelien – 73

11.7.3 Vergleich: Plattenepithel – Übergangsepithel – 74

11.7.4 Vergleich: Nierenepithelien – tiefe Urothelzellen – 75

11.7.5 Alte Epithelien – 76

11.7.6 Fettkörnchenzellen – 76

11.7.7 Vergleich: Fettkörnchenzellen – Histiozyten – 77

11.7.8 Vergleich: Fettkörnchenzelle – Histiozyt – Leukozyt mit phagozytierten Hefezellen – alte Epithelzelle – 78

11.7.9 Epithelien mit Viruseinschlüssen: Beispiel Decoy-Zellen – 78

11.7.10 Tumorzellen – 79

11.8 Zylinder - 80
11.8.1 Unechte Zylinder = Schleimfäden - 80
11.8.2 Hyaline Zylinder - 81
11.8.3 Alte Zylinder - 82
11.8.4 Granulierte Zylinder - 83
11.8.5 Mikroskopiertechnik: Beispiel Zylinder - 84
11.8.6 Leukozytenzylinder – Erythrozytenzylinder - 84
11.8.7 Epithelzylinder - 85
11.8.8 Wachszylinder - 86
11.8.9 Fettzylinder und Fettkörnchenzellzylinder - 87
11.8.10 Große Zylinder: Erythrozytenzylinder, Wachszylinder - 88

11.9 Bakterien - 90
11.9.1 Mengenangaben bei Bakterien - 91
11.9.2 Exkurs: Vaginalabstrich - 92

11.10 Spermien - 93

11.11 Kristalle - 94
11.11.1 Vergleich: Leucin – Ammoniumurat - 94
11.11.2 Cholesterin - 94
11.11.3 Harnsäurekristalle - 95
11.11.4 Urate - 96
11.11.5 Vergleich: Urate – amorphe Erdalkaliphosphate - 97
11.11.6 Ca-Oxalate: Briefkuvertform, rund, oval, Sanduhrform - 98
11.11.7 Tripelphosphate: Sargdeckelform - 99
11.11.8 Tripelphosphate: Balken - 100

11.12 Artefakte - 101
11.12.1 Glassplitter, Pollen, Stärkekörner - 101
11.12.2 Luftblasen und Fetttröpfchen - 102
11.12.3 Fasern, Staub, Haare - 103
11.12.4 Weitere Artefakte - 104

11.1 Eumorphe Erythrozyten (Abb. 11.1; Abb. 11.2)

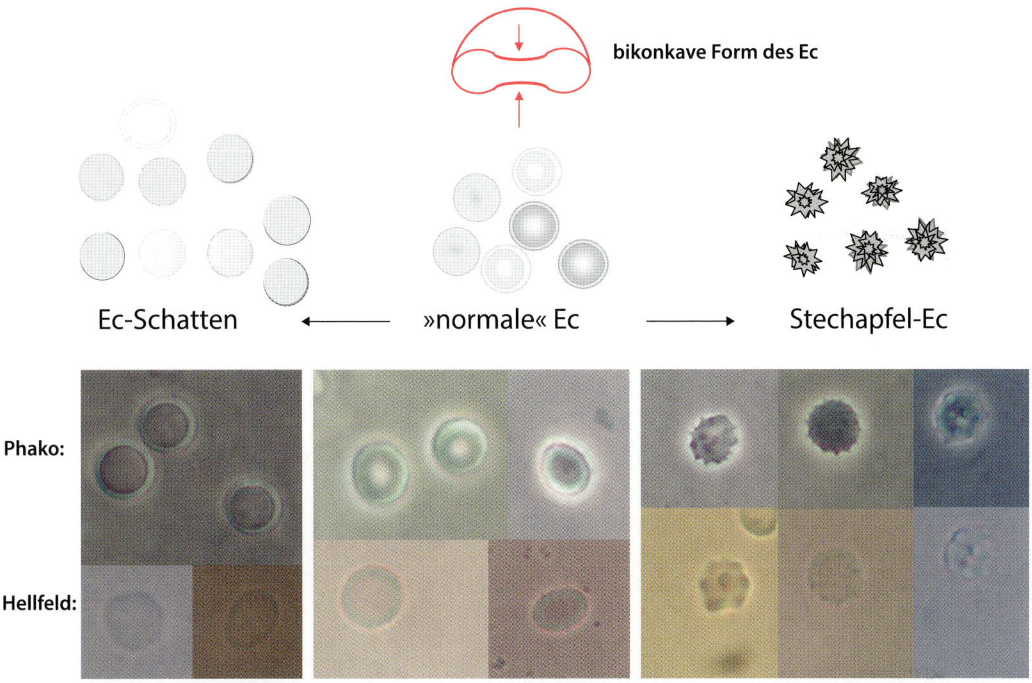

Es handelt sich hier um das unterschiedliche Aussehen der eumorphen, also normalen Erythrozyten, die nicht mit den dysmorphen Erythrozyten verwechselt werden dürfen.

Abb. 11.1 Eumorphe Erythrozyten I

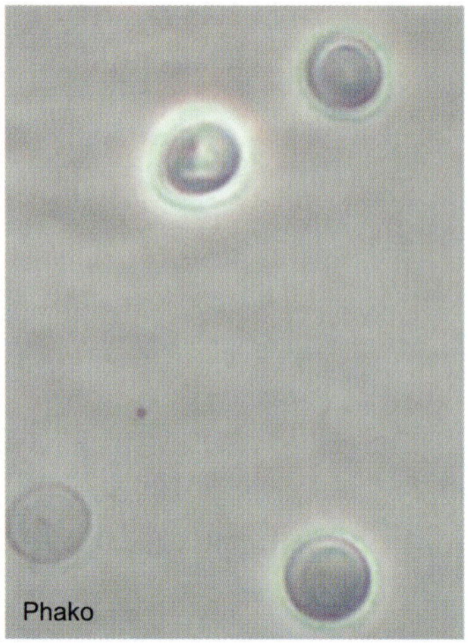

Im Phasenkontrast leuchten die Erythrozyten unterschiedlich stark auf.

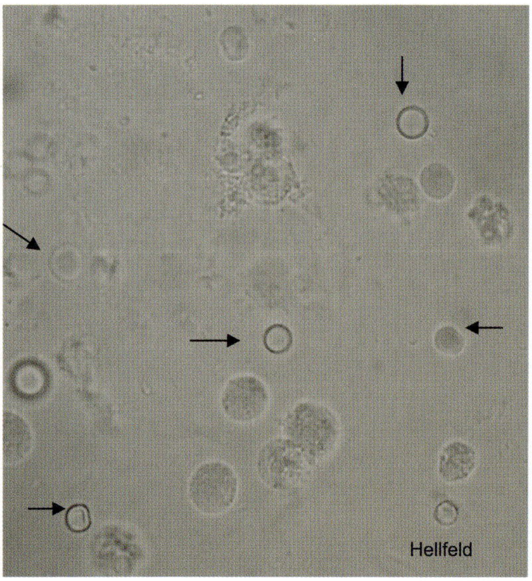

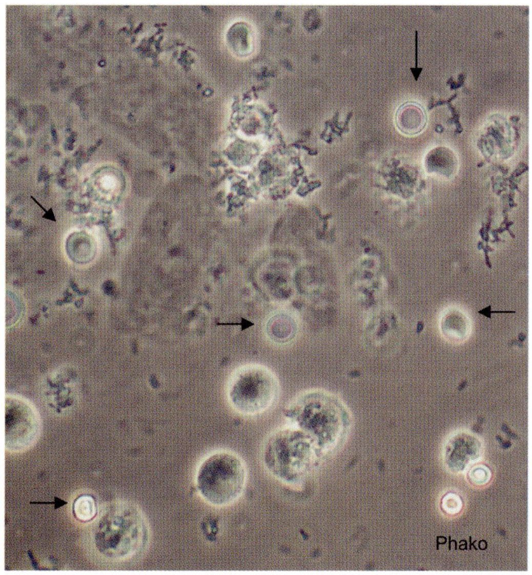

Vergleichen Sie das unterschiedliche Aussehen der Erythrozyten im Hellfeld und im Phasenkontrast.

Abb. 11.2 Eumorphe Erythrozyten II

11.2 Hämaturie (◘ Abb. 11.3)

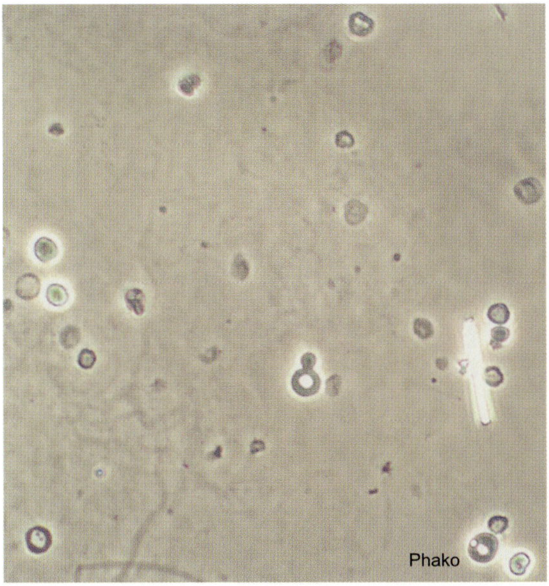

dysmorphe Ec

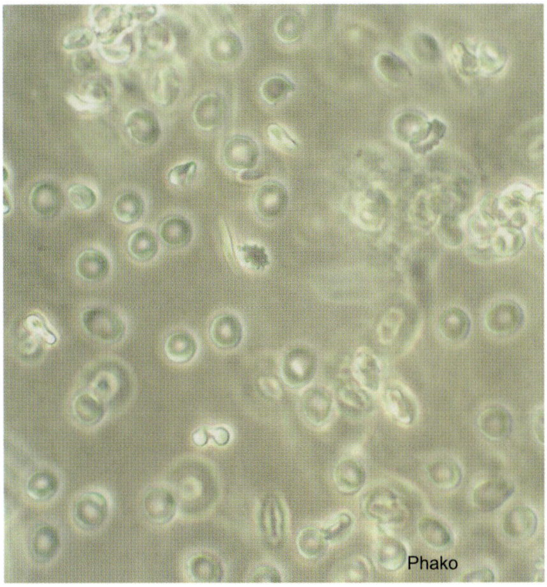

eumorphe Ec

Generell wird eine renale Hämaturie (bzw. Erythrozyturie) mit vorwiegend dysmorphen Erythrozyten von einer postrenalen Hämaturie mit eher eumorphen Erythrozyten unterschieden. Diese Regel gilt nicht bei einem Nierentumor, der von einer eumorphen Hämaturie begleitet werden kann.

◘ **Abb. 11.3** Hämaturie

11.3 Dysmorphe Erythrozyten (▪ Abb. 11.4)

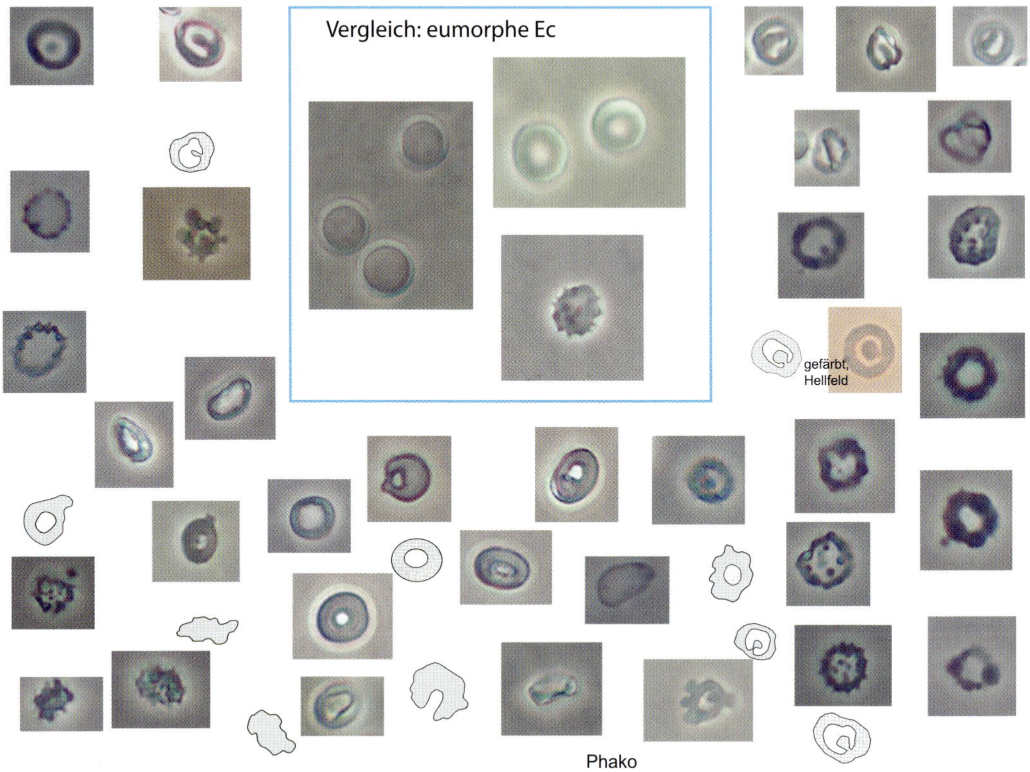

▪ **Abb. 11.4** Dysmorphe Erythrozyten. Formen: wulstige Ringform, Fragmente, groß durchlöcherte Formen, kugelige Ausstülpungen nach innen und außen. Dysmorphe Ec haben ein kleineres Zellvolumen als eumorphe Ec.

11.3.1 Vergleich: Akanthozyten – Stechapfel-Ec (Abb. 11.5)

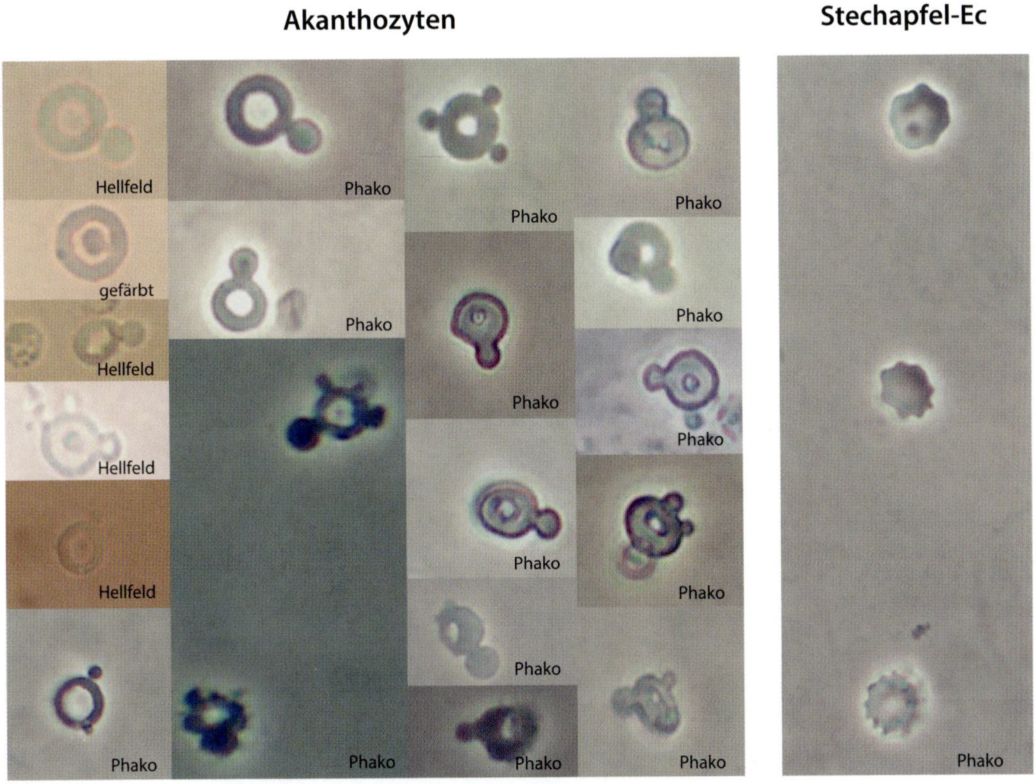

Die Akanthozyten, die eine/mehrere kugelige Ausstülpung/-en haben, müssen eindeutig von den Stechäpfeln mit vielen kleinen spitz zulaufenden Ausstülpungen unterschieden werden.

Abb. 11.5 Akanthozyten – Stechapfel-Ec

11.4 Hefezellen und Pilzfäden (Abb. 11.6; Abb. 11.7)

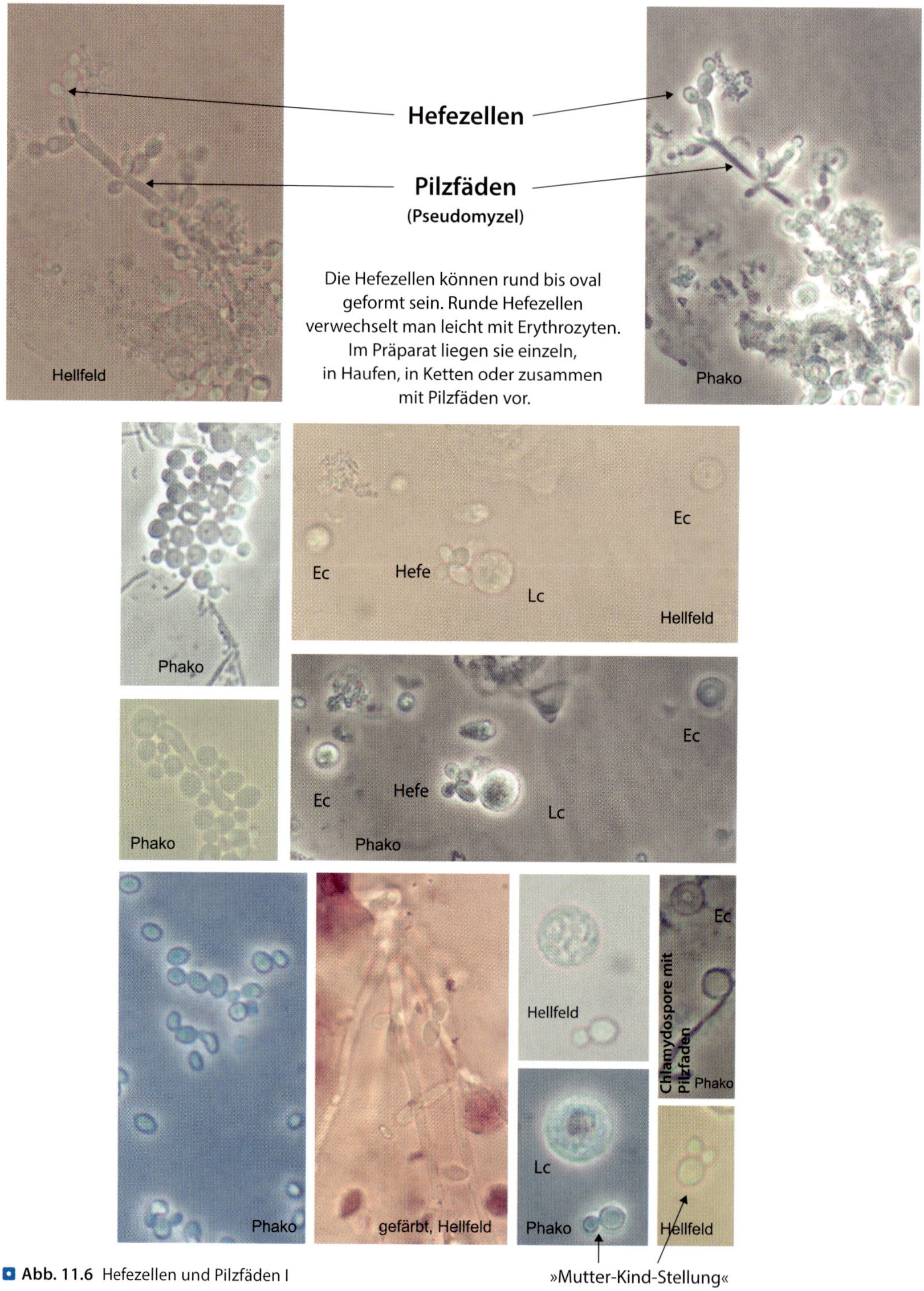

Abb. 11.6 Hefezellen und Pilzfäden I

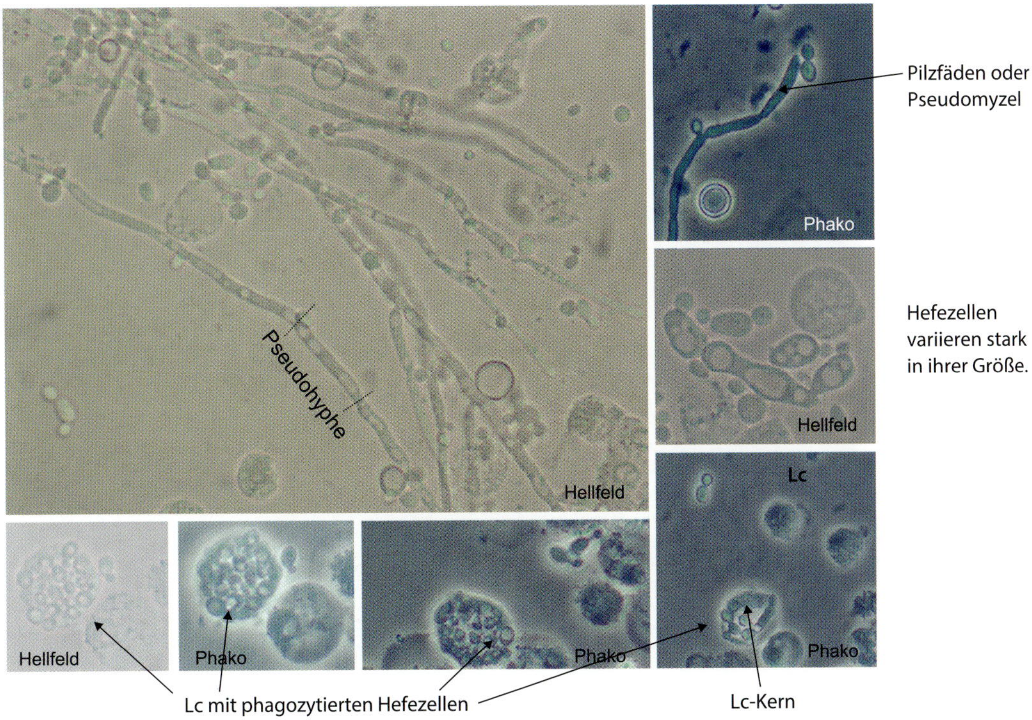

Abb. 11.7 Hefezellen und Pilzfäden II

11.4.1 Haufenbildung: Hefezellen und Pilzfäden (▫ Abb. 11.8)

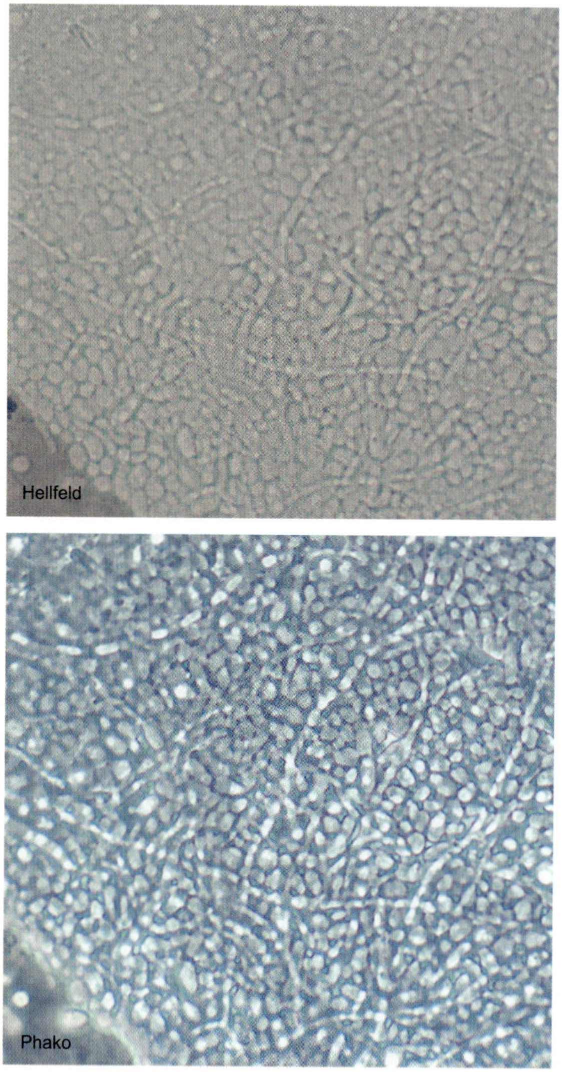

Typisch sind die dicht aneinanderliegenden runden Hefezellen, die von Pilzfäden durchzogen werden. Makroskopisch erkennt man kleine weiße Bröckchen im Urinsediment.

▫ **Abb. 11.8** Haufenbildung: Hefezellen und Pilzfäden

11.4.2 Hefezellen mit Chlamydosporen (Abb. 11.9)

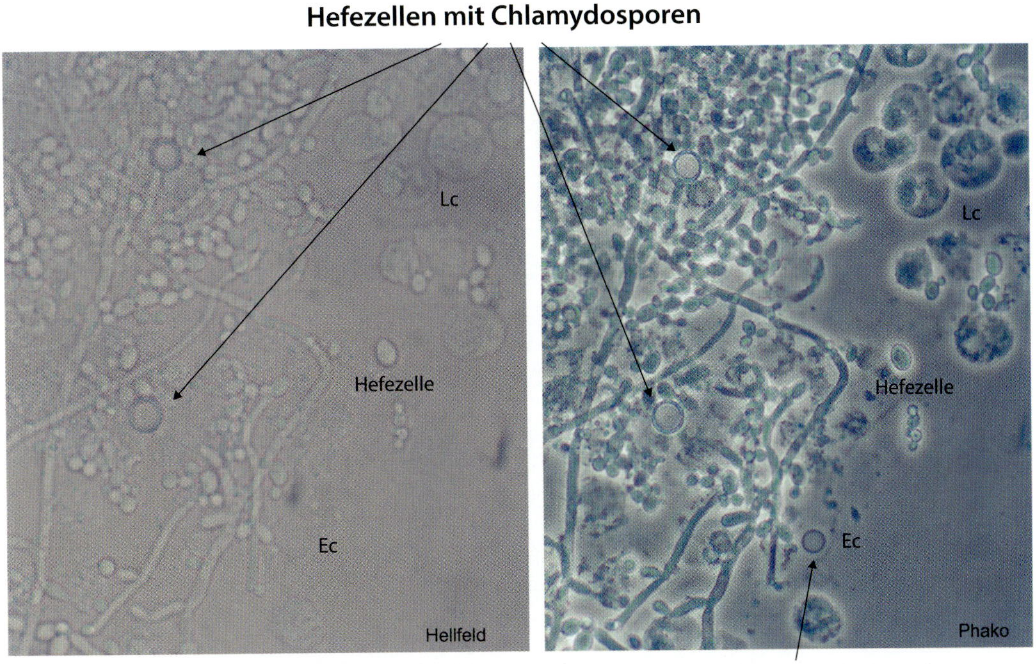

Äußerst selten sind runde doppelwandige Scheiben zu sehen, die leicht mit Erythrozyten verwechselt werden können. Es handelt sich hier um Chlamydosporen.

Abb. 11.9 Hefezellen mit Chlamydosporen

11.4.3 Vergleich: Hefezellen – Akanthozyten (◘ Abb. 11.10)

Hefezellen Akanthozyten

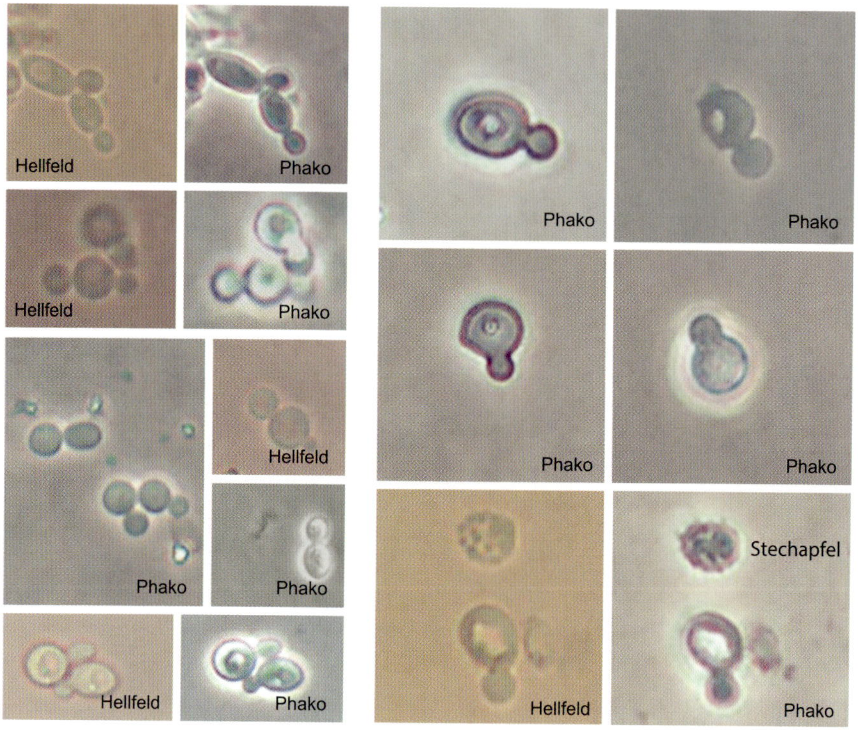

»Mutter-Kind-Stellung«

Gerade die Mutter-Kind-Stellung der kugeligen Hefeform kann sehr schnell mt einem Akanthozyten verwechselt werden.

◘ **Abb. 11.10** Vergleich: Hefezellen – Akanthozyten

11.4.4 Bakterien, Pilzfäden, Schleim (▪ Abb. 11.11)

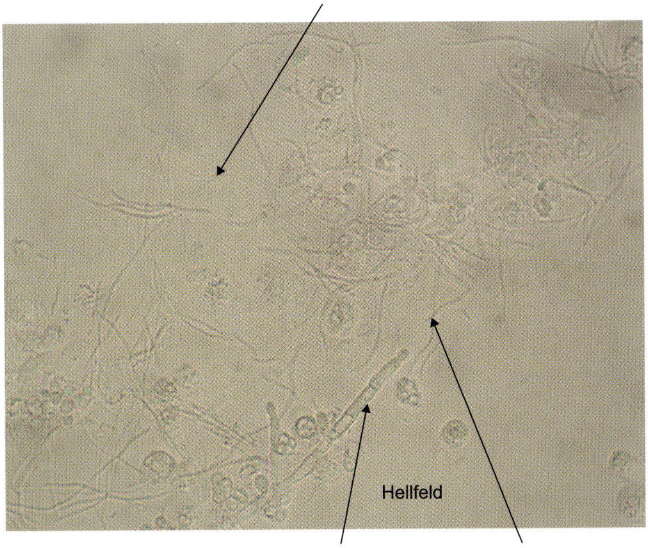

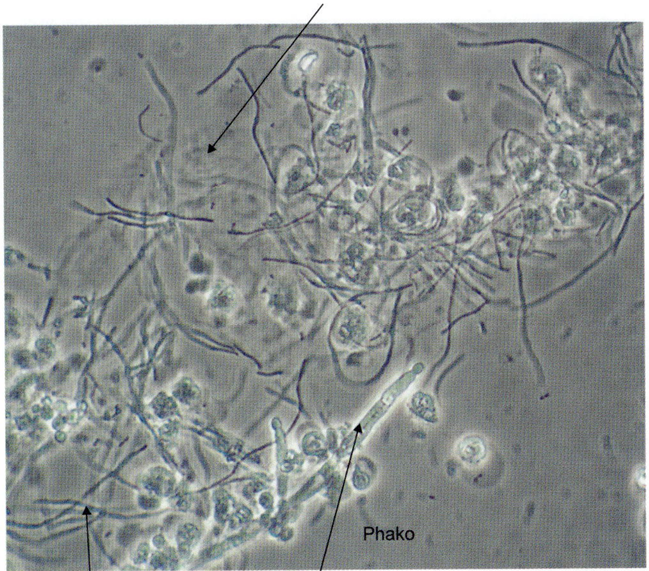

Verschiedene längliche Formen:
- Pilzfäden bilden Schläuche, die mit Querlinien durchbrochen werden.
- Schleimfäden sind sehr bizarr und unregelmäßig.
- Lange Bakterien erscheinen als dunkle Fäden, die sich bewegen.

▪ **Abb. 11.11** Bakterien, Pilzfäden, Schleim

11.5 Leukozyten (▪ Abb. 11.12)

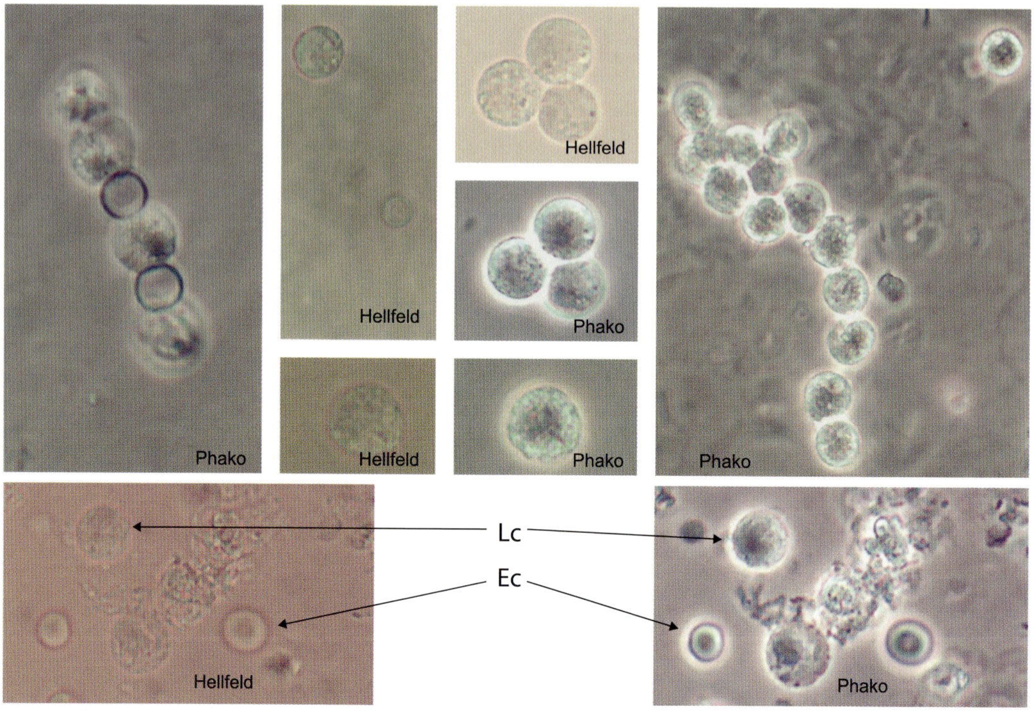

Leukozyten sind immer größer als Erythrozyten und haben eine grießige Oberfläche. Der Kern des Leukozyten ist nur teilweise zu erkennen.

▪ **Abb. 11.12** Leukozyten (neutrophile Granulozyten)

11.5.1 Alte Leukozyten (▣ Abb. 11.13)

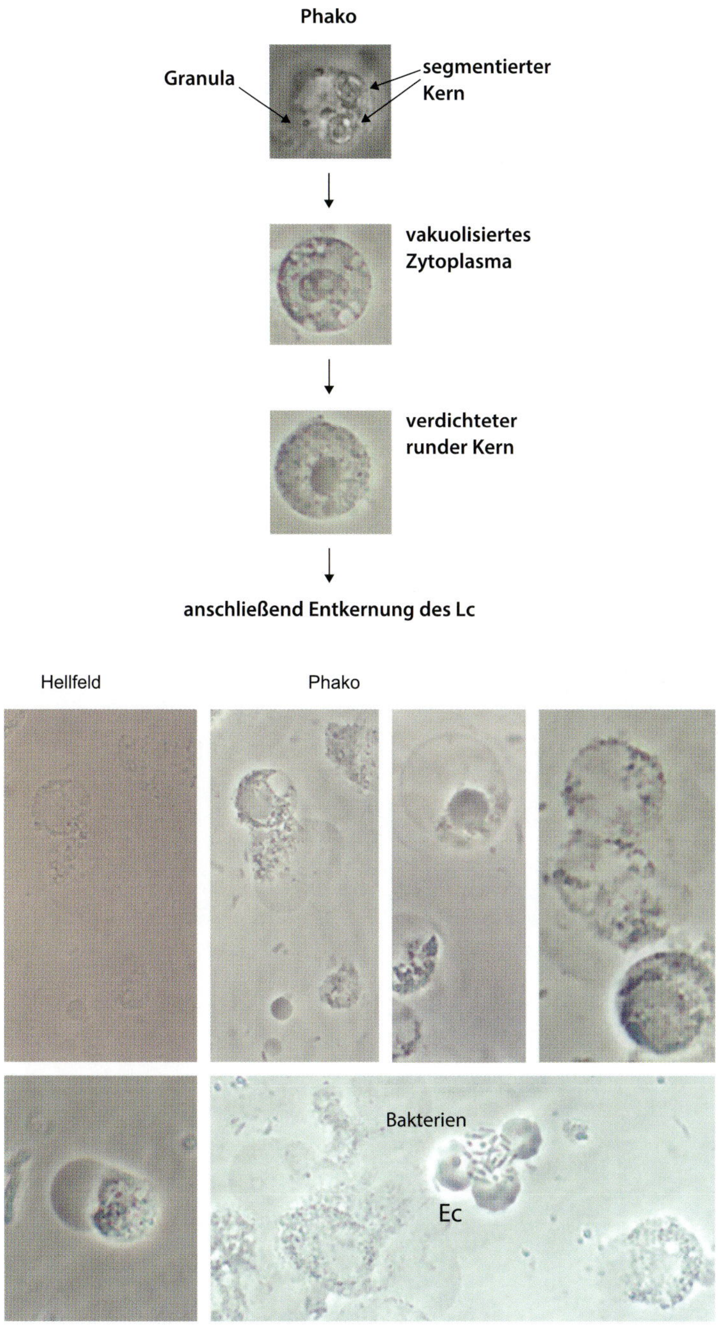

Alte Leukozyten verändern sich sehr stark im Aussehen. Sehen alle Leukozyten im Präparat so aus, ist das ein sicherer Hinweis dafür, dass die Urinprobe alt ist.

▣ **Abb. 11.13** Alte Leukozyten

11.5.2 Leukozytenansammlungen (◘ Abb. 11.14)

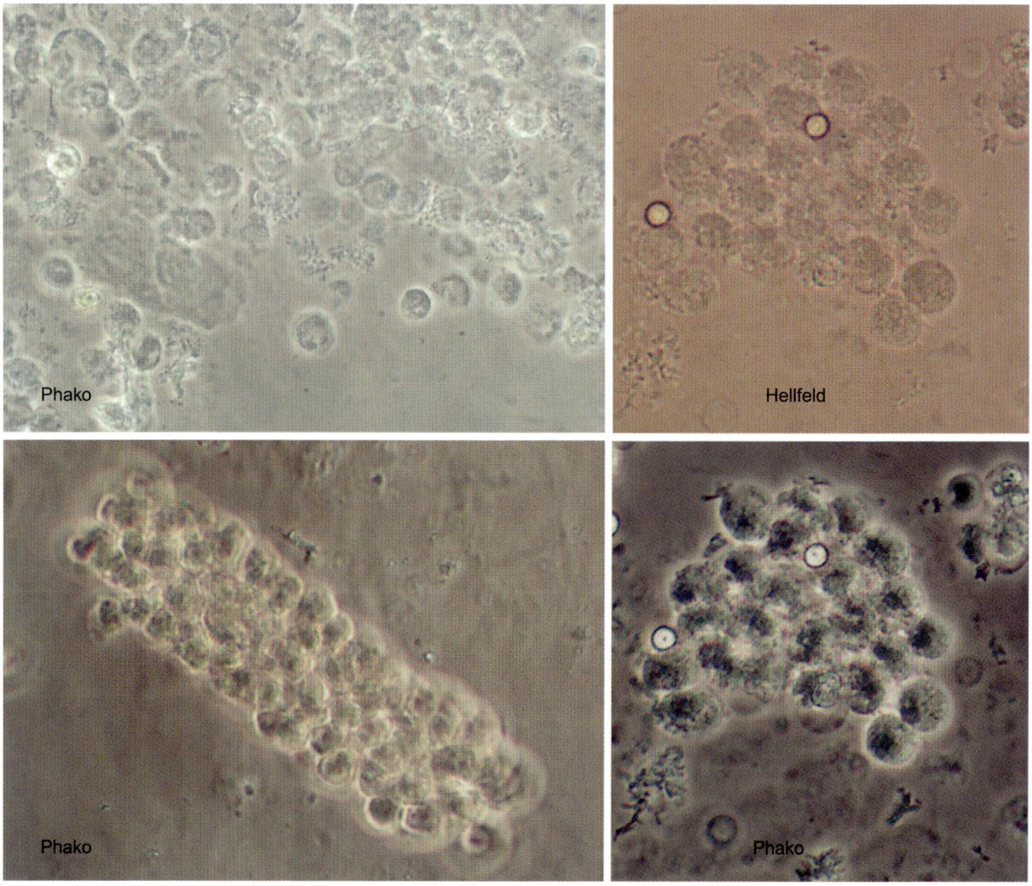

Ein Leukozytenzylinder kommt aus der Niere und ist von unregelmäßigen Leukozytenanhäufungen zu unterscheiden. Bei einer Pyurie ist das Sediment weiß und sehr zähflüssig.

◘ Abb. 11.14 Leukozytenansammlungen (Pyurie, Zylinder, Haufen)

11.5.3 Exkurs: Neutrophile, Eosinophile, Lymphozyten (◘ Abb. 11.15)

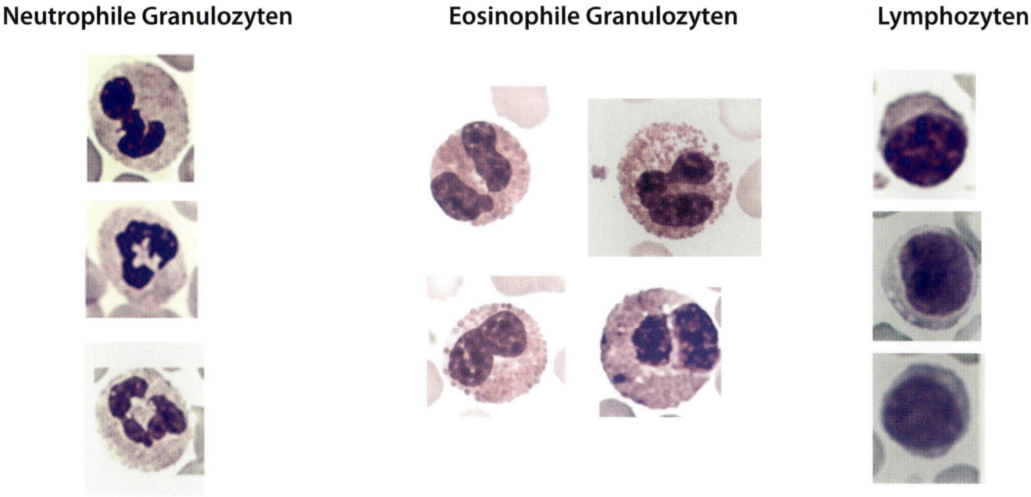

Zur besseren Unterscheidung sind hier gefärbte Leukozyten aus dem Blut dargestellt. Generell haben wir neutrophile Granulozyten im Urin.

Bei allergischen Reaktionen können auch eosinophile Granulozyten mit einer größeren bläschenartigen Granula und einem bisegmentierten Kern ausgeschieden werden.

Transplantatabstoßungsreaktionen der Niere können von einer Lymphozyturie begleitet werden.
Die Lymphozyten dürfen nicht mit Nierenepithelien verwechselt werden.

◘ **Abb. 11.15** Neutrophile und eosinophile Granulozyten, Lymphozyten

11.5.4 Histiozyten oder Makrophagen (◘ Abb. 11.16)

Phako

Hellfeld

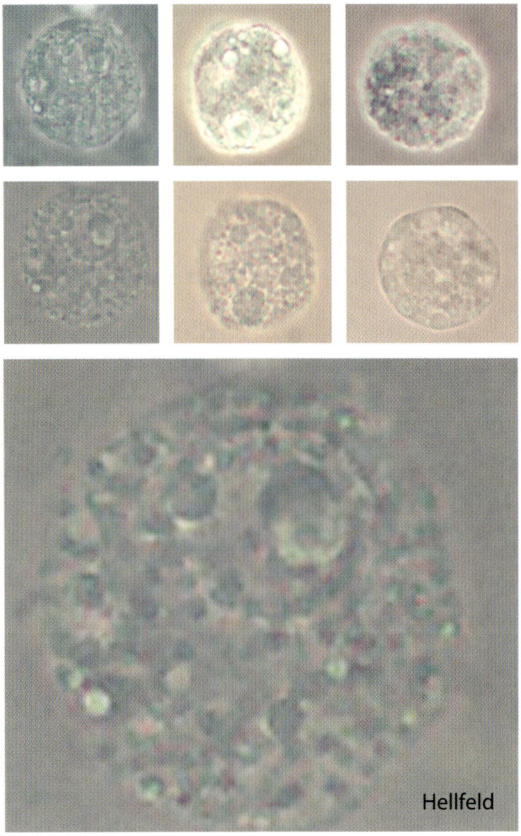

Bildvergrößerung eines Histiozyten mit einer eher *gleichmäßigen* Verteilung von Granula, Vakuolen und phagozytierten Bestandteilen.

◘ **Abb. 11.16** Histiozyten oder Makrophagen

11.6 Trichomonaden (◘ Abb. 11.17)

Vergleich: Lc

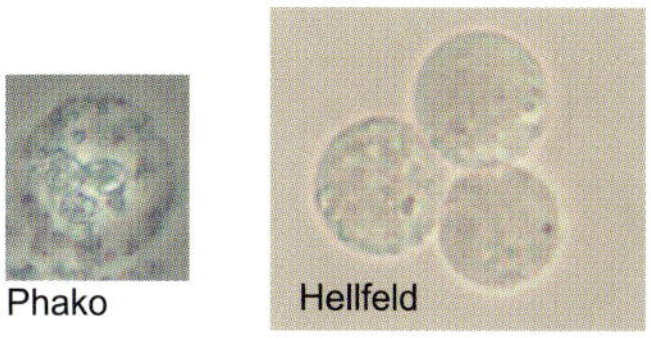

Im frischen Urin rasen die Trichomonaden quer durch das Gesichtsfeld und sind so sicher von Leukozyten zu unterscheiden.

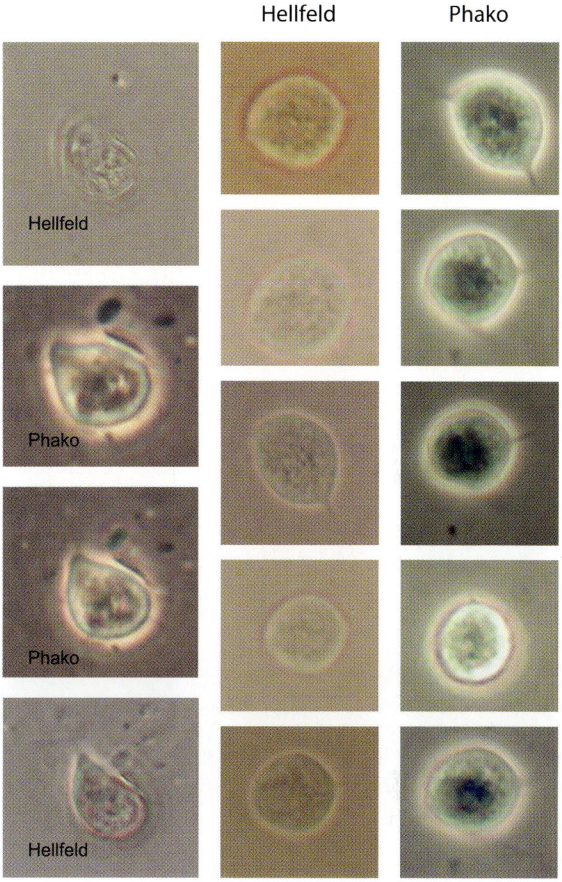

◘ **Abb. 11.17** Trichomonaden

11.7 Epithelien (▫ Abb. 11.18)

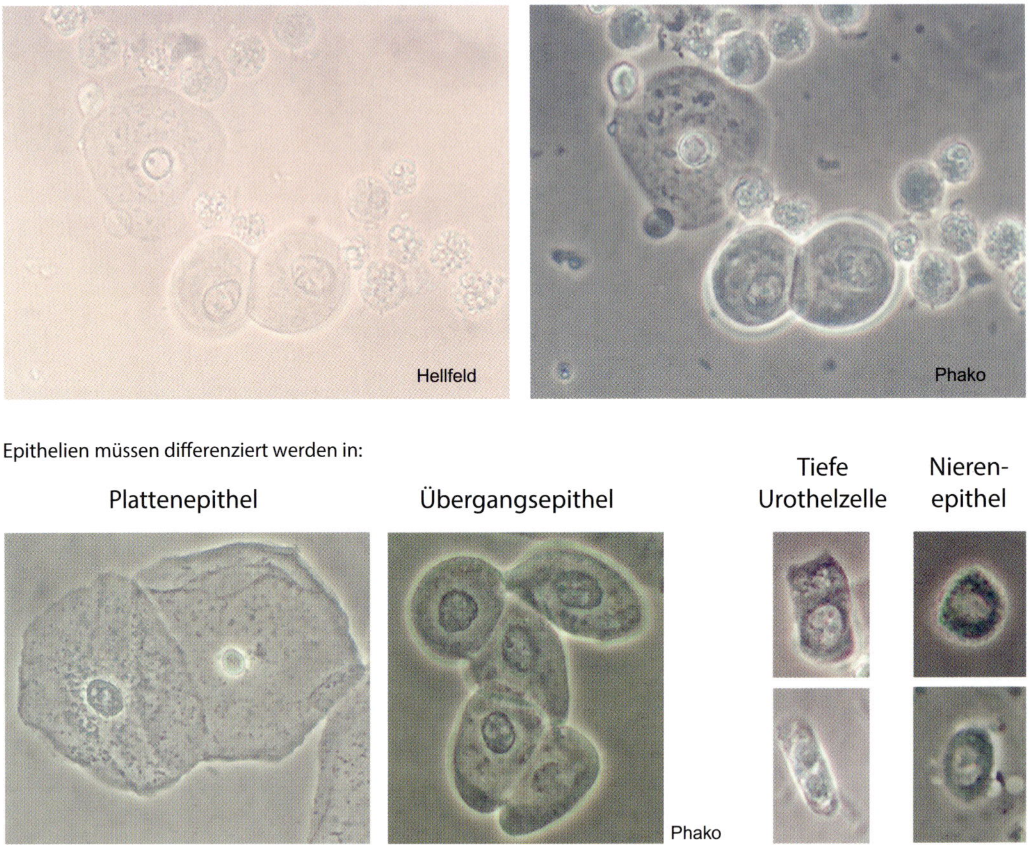

▫ **Abb. 11.18** Epithelien – Übersicht

11.7.1 Plattenepithelien (◘ Abb. 11.19)

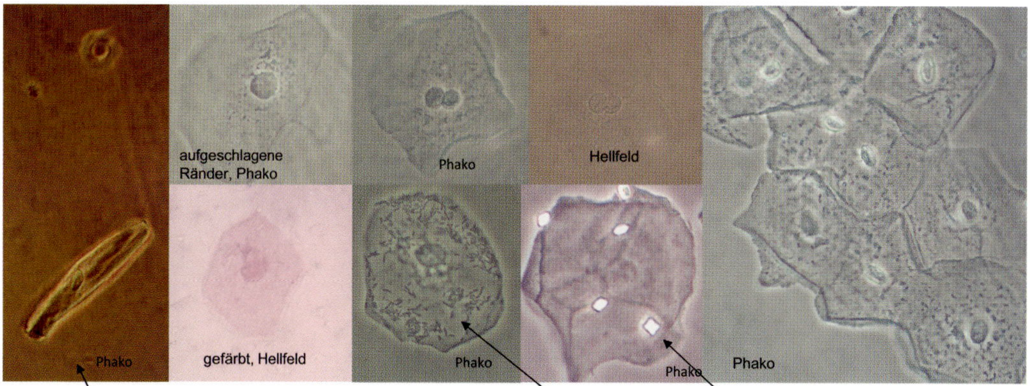

In den Plattenepithelien verfangen sich leicht Bakterien oder auch Kristalle. Teilweise wirken sie wie granuliert.

Plattenepithelien können in der Seitenansicht sehr schmal wirken und einen Zylinder vortäuschen.

Wenn mehr als 15 Plattenepithelien pro Gesichtsfeld vorkommen, handelt es sich bei der Urinprobe eher um einen Spontanurin als um einen Mittelstrahlurin.

◘ **Abb. 11.19** Plattenepithelien

11.7.2 Übergangsepithelien (◘ Abb. 11.20)

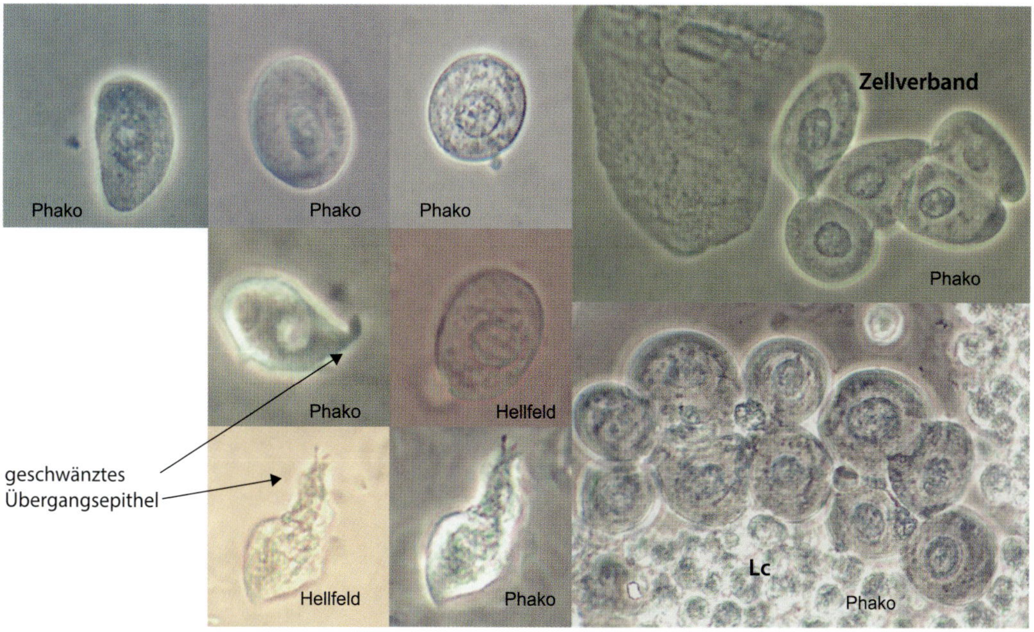

Die kleineren Übergangsepithelien sind leicht von den Plattenepithelien zu unterscheiden.

◘ **Abb. 11.20** Übergangsepithelien

11.7.3 Vergleich: Plattenepithel – Übergangsepithel (Abb. 11.21)

Plattenepithel

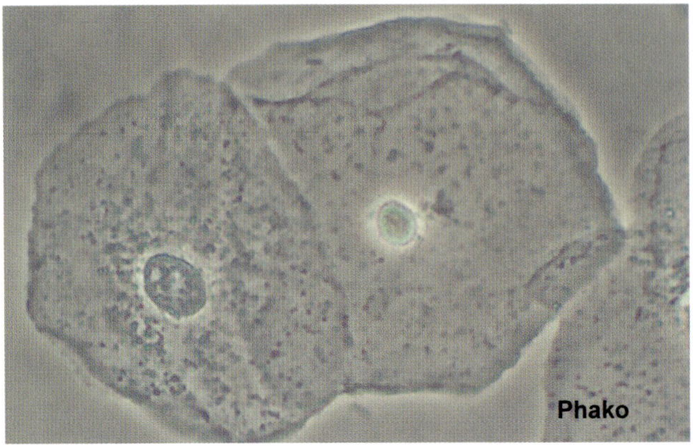

Plattenepithel: großes Epithel mit eckiger Umrandung, kleiner Kern pyknotisch (verdichtet, dunkel) oder etwas größer mit lockerem Chromatin, jeweils mit perinukleärer Aufhellungszone, d.h. Lichthof um den Kern, Kern-Plasma-Relation zugunsten des Zytoplasmas verschoben.

Übergangsepithel

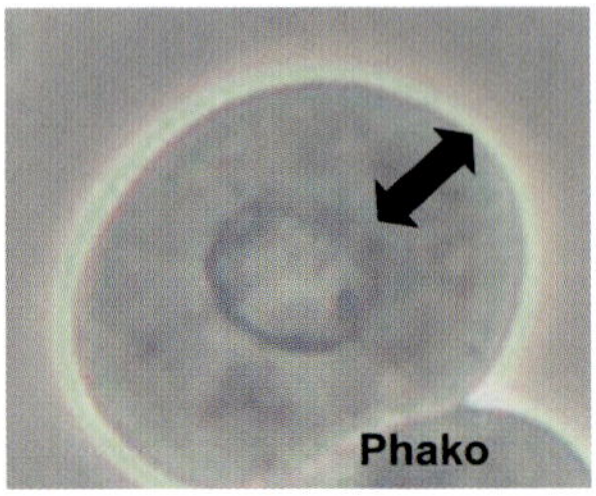

Übergangsepithel kleiner als Plattenepithel, runde Zelle, Kern erscheint durchsichtig, lockeres Chromatin, Kern-Plasma-Relation zugunsten des Kern verschoben.

Abb. 11.21 Vergleich: Plattenepithel – Übergangsepithel

11.7.4 Vergleich: Nierenepithelien – tiefe Urothelzellen (◘ Abb. 11.22)

Nierenepithelien

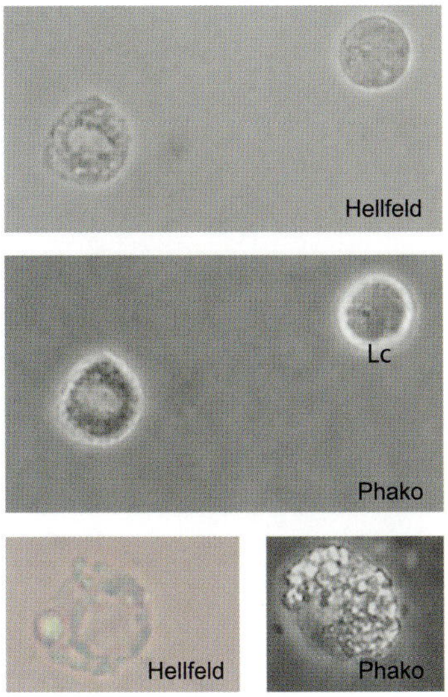

Vergleich: Nierenepithelien
mit Fetteinlagerungen

Tiefe Urothelzellen

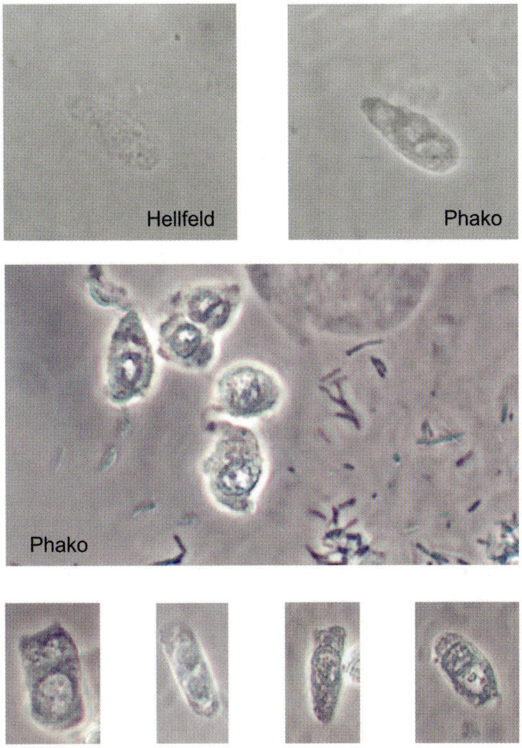

Phako

Unterscheidungskriterien sind:
- Nierenepithel: homogener kompakter Kern, runde Zelle
- Tiefe Urothelzelle: Kern wirkt etwas durchsichtig und unruhig, längliche Zelle

◘ **Abb. 11.22** Vergleich: Nierenepithelien – tiefe Urothelzellen

11.7.5 Alte Epithelien (Abb. 11.23)

Kriterien:

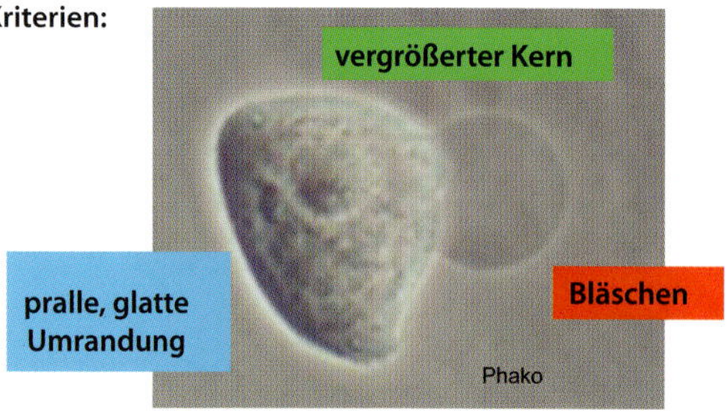

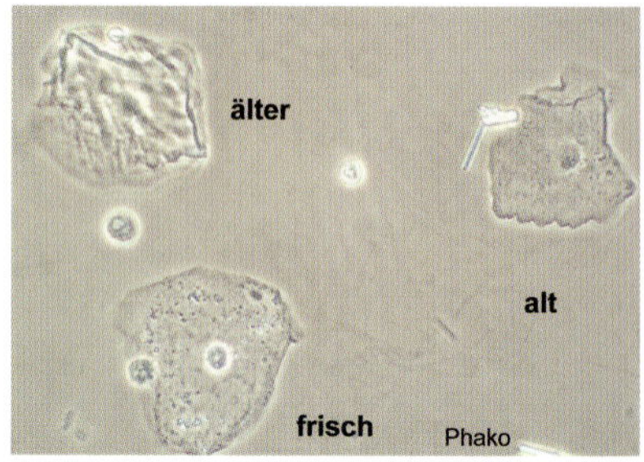

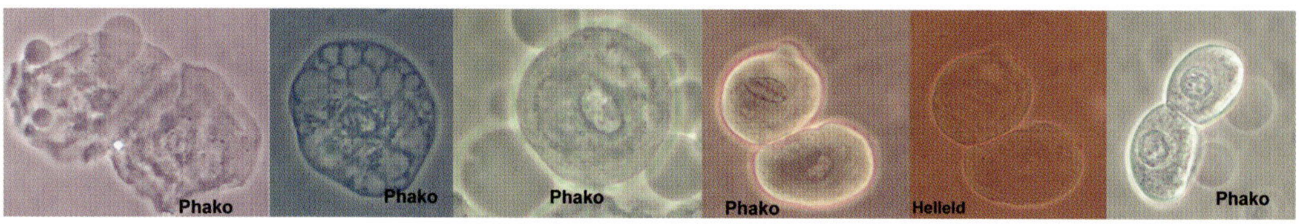

Ältere Plattenepithelien können eine runde Form annehmen und werden dann leicht mit Übergangsepithelien verwechselt.

Im Katheterurin verändern Epithelien ihr Aussehen so sehr, dass man sie leicht mit atypischen Epithelien verwechselt.

Abb. 11.23 Alte Epithelien

11.7.6 Fettkörnchenzellen (Abb. 11.24)

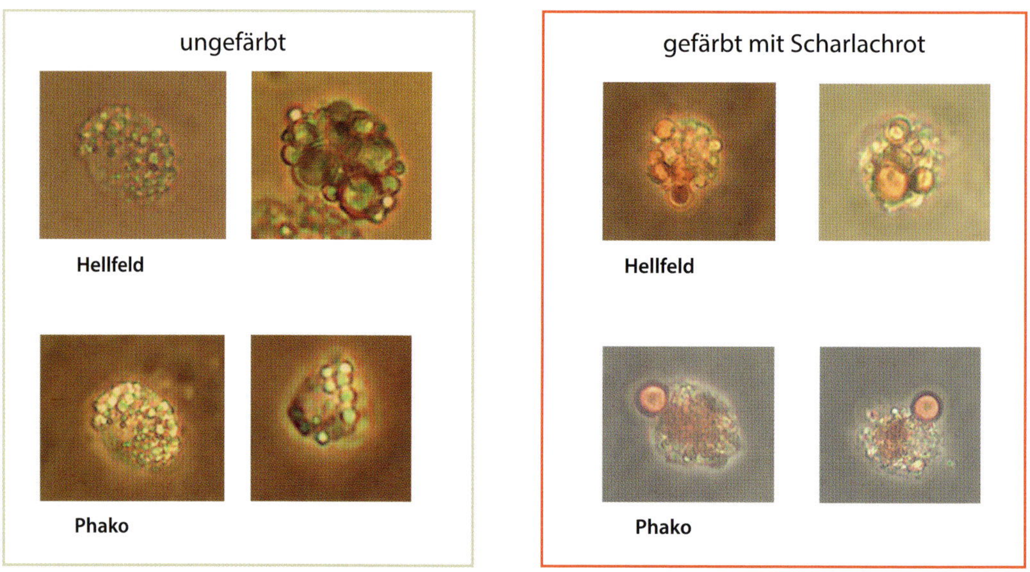

Die ungefärbten Fetttröpfen leuchten besonders im Phasenkontrast hell auf.

Abb. 11.24 Nierenepithelien + Fetteinlagerung = Fettkörnchenzellen (ungefärbt und gefärbt)

11.7.7 Vergleich: Fettkörnchenzellen – Histiozyten (Abb. 11.25)

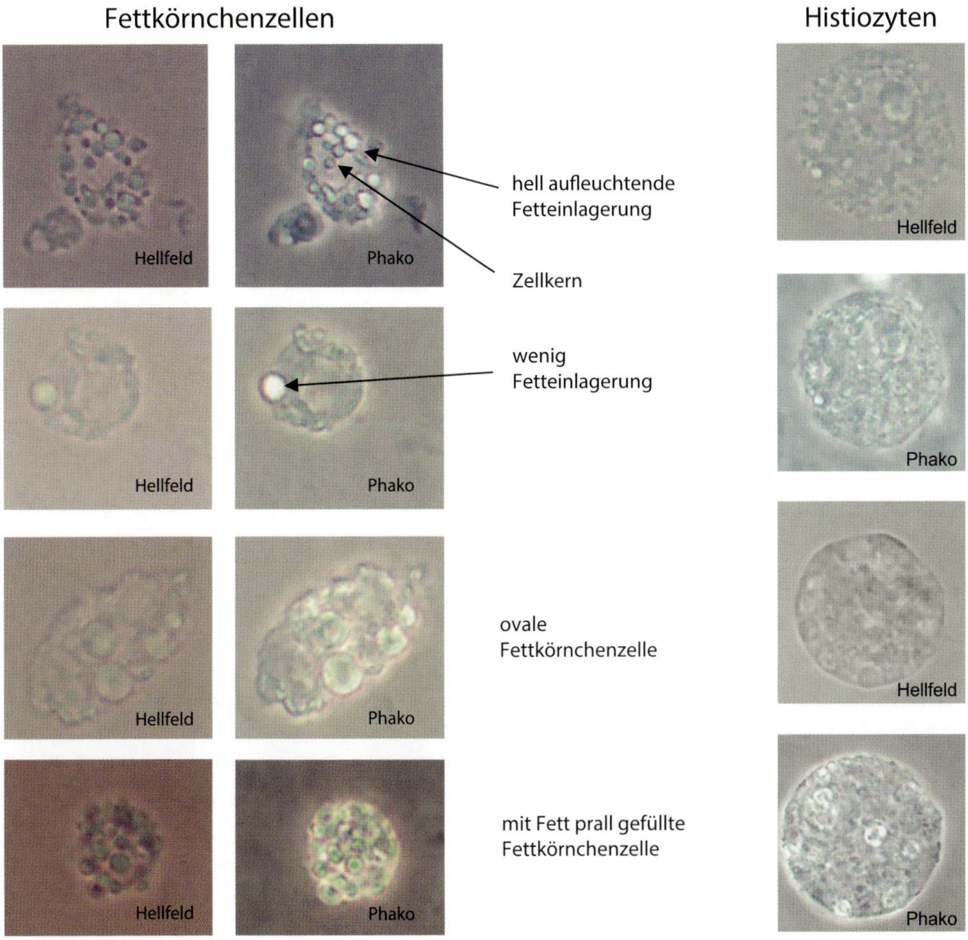

Fettkörnchenzellen mit Fetttröpfchen in einer eher *inhomogenen* oder *traubenförmigen* Anordnung

Histiozyten haben eher eine *gleichmäßige* Verteilung von Granula, Vakuolen und phagozytierten Bestandteilen

Abb. 11.25 Vergleich: Fettkörnchenzellen – Histiozyten

11.7.8 Vergleich: Fettkörnchenzelle – Histiozyt – Leukozyt mit phagozytierten Hefezellen – alte Epithelzelle (Abb. 11.26)

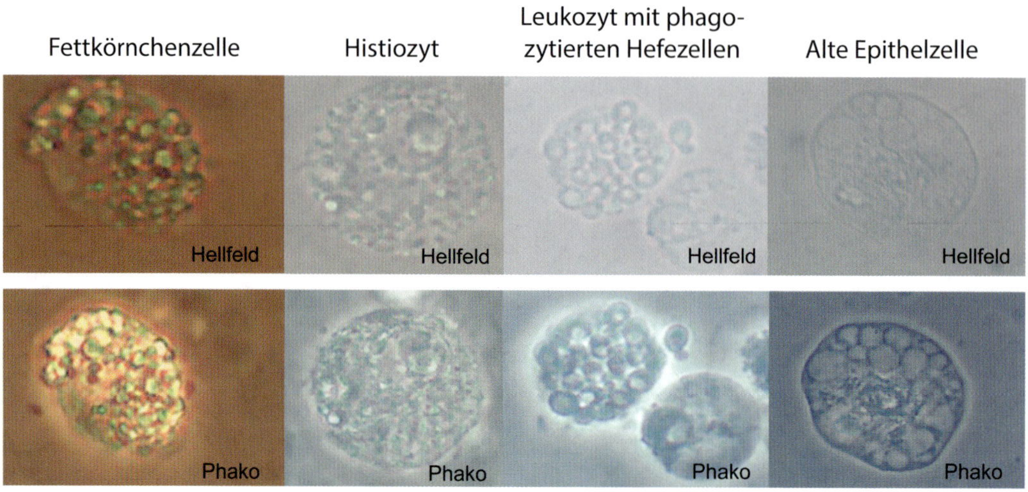

Die Größen der einzelnen Zellen sind nicht vergleichbar!
Hier gibt es jedoch die Möglichkeit, das Innere der Zellstruktur zu erkennen und zu vergleichen.

Abb. 11.26 Vergleich : Fettkörnchenzelle – Histiozyt – Leukozyt mit phagozytierten Hefezellen – alte Epithelzelle

11.7.9 Epithelien mit Viruseinschlüssen: Beispiel Decoy-Zellen (Abb. 11.27)

Decoy-Zellen = *Lockvogelzellen*

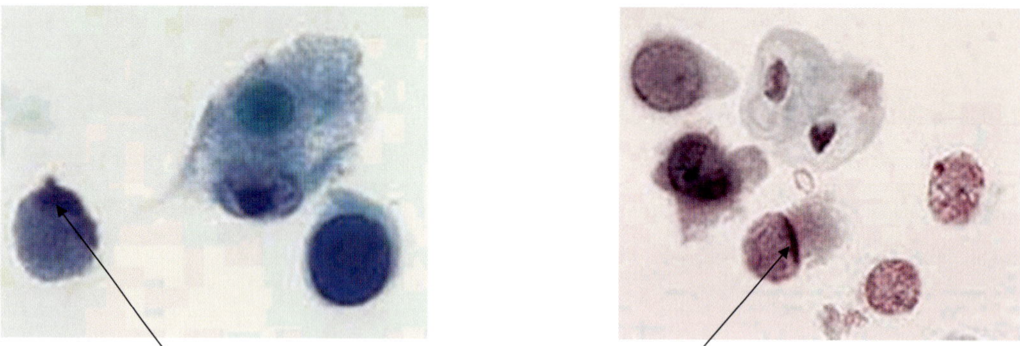

Zellbeschreibung:

Die Tubulusepithelien haben einen durchscheinenden, milchglasartigen Kern.

Das **Kernchromatin** ist an die **Kernmembran** gedrängt und damit ungleich verteilt.

Abb. 11.27 Epithelien mit Viruseinschlüssen: Beispiel Decoy-Zellen = Lockvogelzellen. (Mit freundl. Genehmigung von Dr. K. Glatz-Krieger, Institut für Pathologie, Basel)

11.7.10 Tumorzellen (Abb. 11.28)

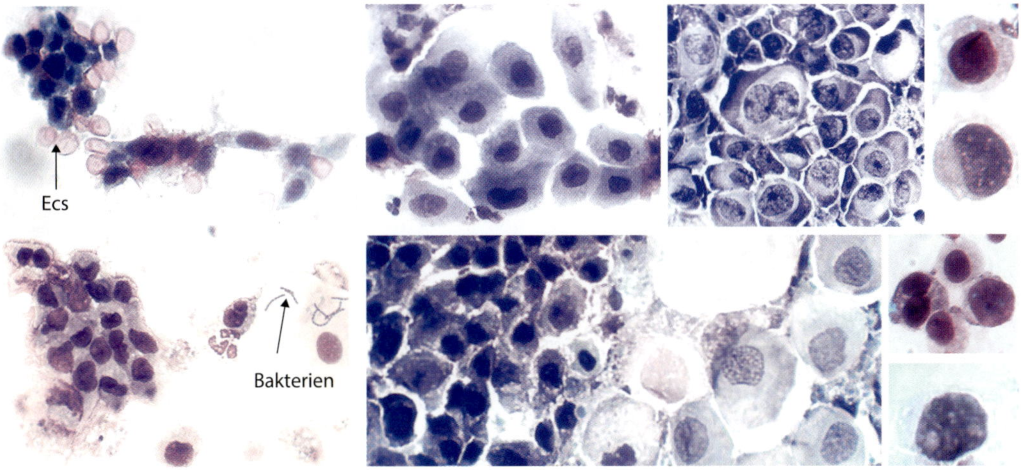

Vergleich: normale Epithelien

Phako

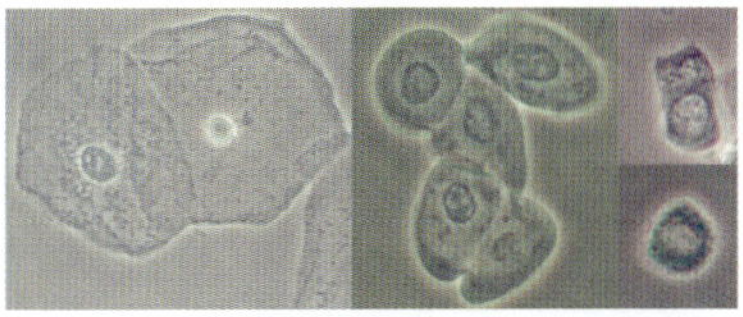

Kriterien atypischer Zellen:
- Vergrößerter und vielgestaltiger Zellkern
- Chromatinstruktur kann aufgelockert, verdichtet bis kompakt sein
- Nukleolen sichtbar

Abb. 11.28 Tumorzellen. (Mit freundl. Unterstützung von Prof. Dr. Rüdiger Waldherr)

11.8 Zylinder

11.8.1 Unechte Zylinder = Schleimfäden (◘ Abb. 11.29)

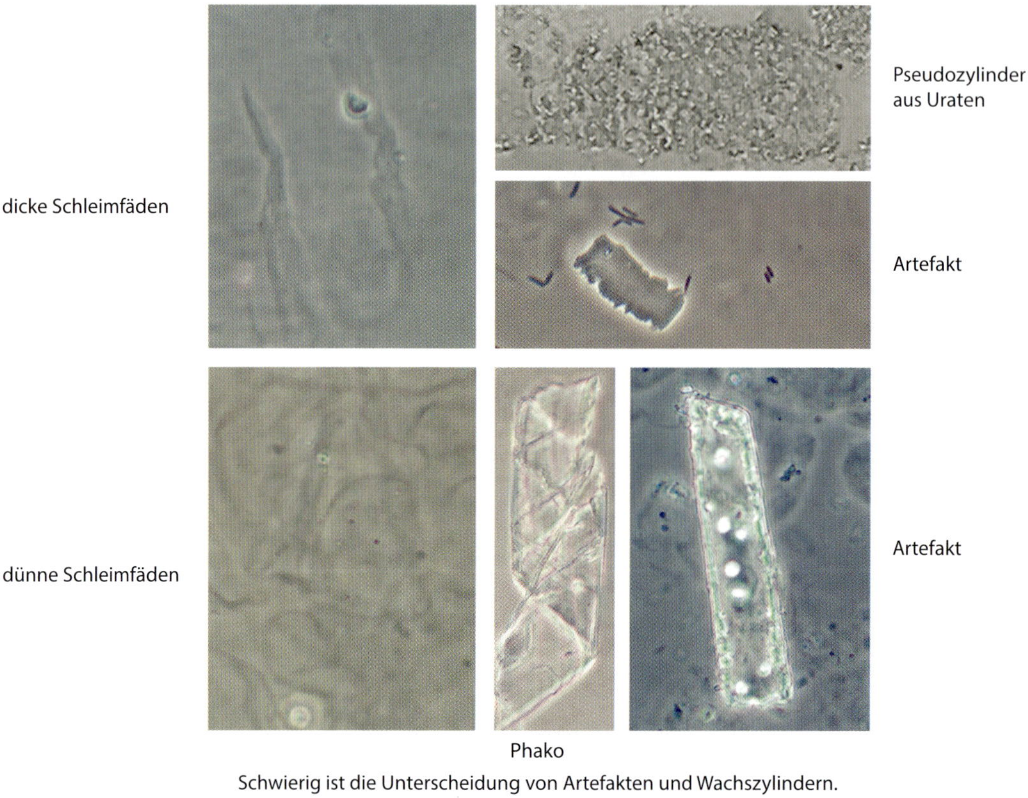

◘ **Abb. 11.29** Unechte Zylinder = Schleimfäden

11.8.2 Hyaline Zylinder (◘ Abb. 11.30)

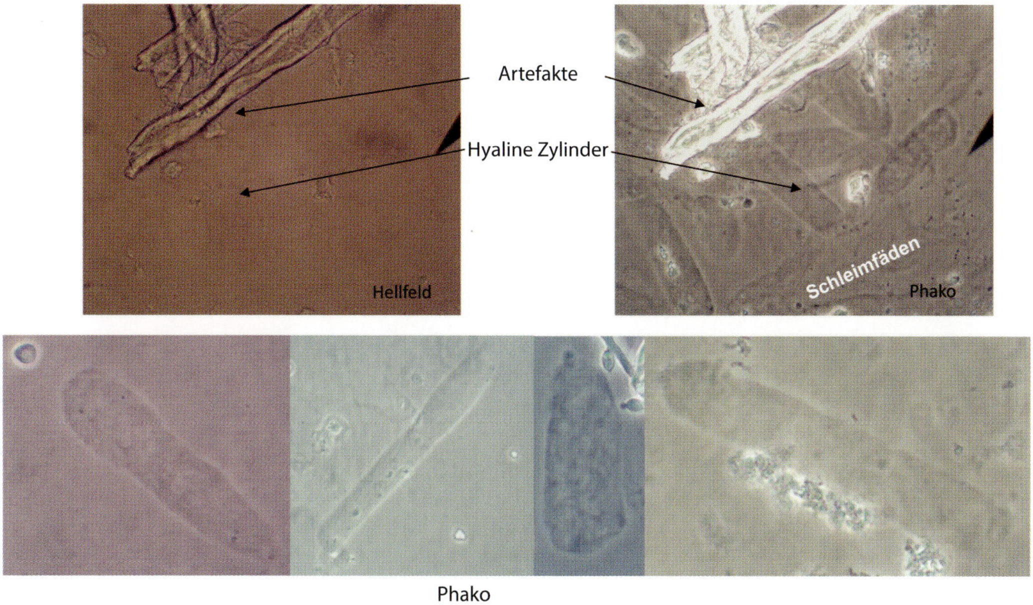

Einen hyalinen Zylinder erkennt man immer an seinen abgerundeten Enden und kann ihn so von Schleimfäden unterscheiden.

◘ **Abb. 11.30** Hyaline Zylinder

11.8.3 Alte Zylinder (Abb. 11.31)

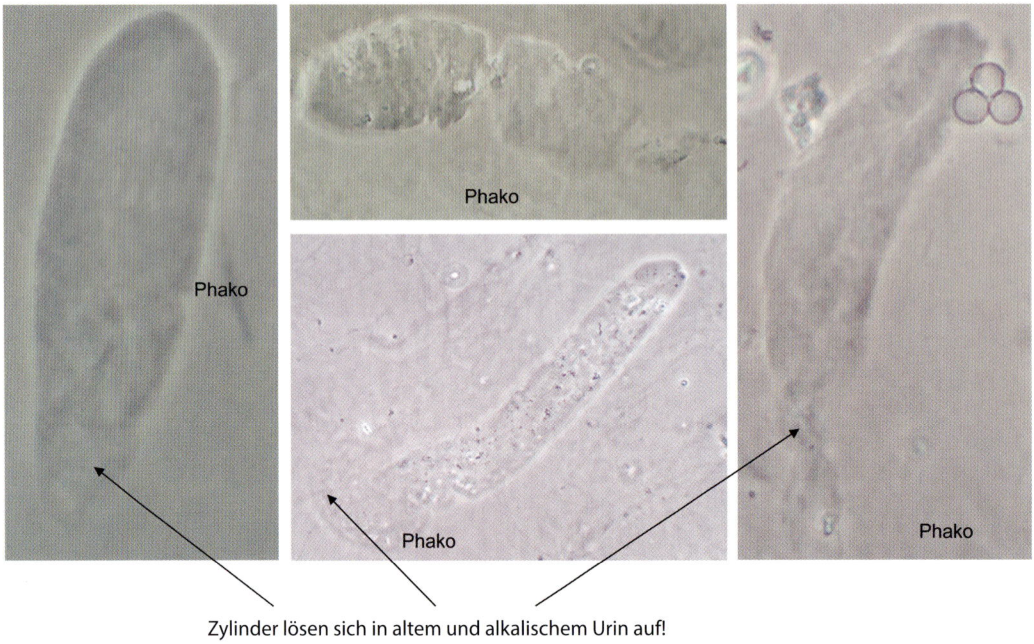

Abb. 11.31 Alte Zylinder

11.8.4 Granulierte Zylinder (Abb. 11.32)

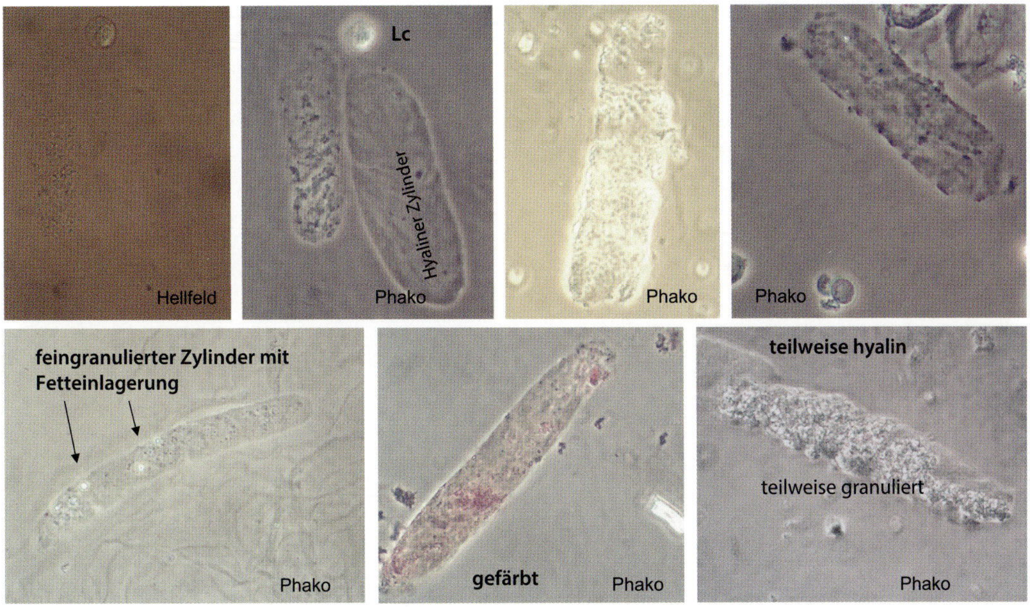

Die granulierten Zylinder haben eine Granulation, die vereinzelt spärlich oder dicht und kompakt sein kann.

Abb. 11.32 Granulierte Zylinder

11.8.5 Mikroskopiertechnik: Beispiel Zylinder (▫ Abb. 11.33)

Tipp: Beim Mikroskopieren ständig an der Mikrometerschraube drehen!

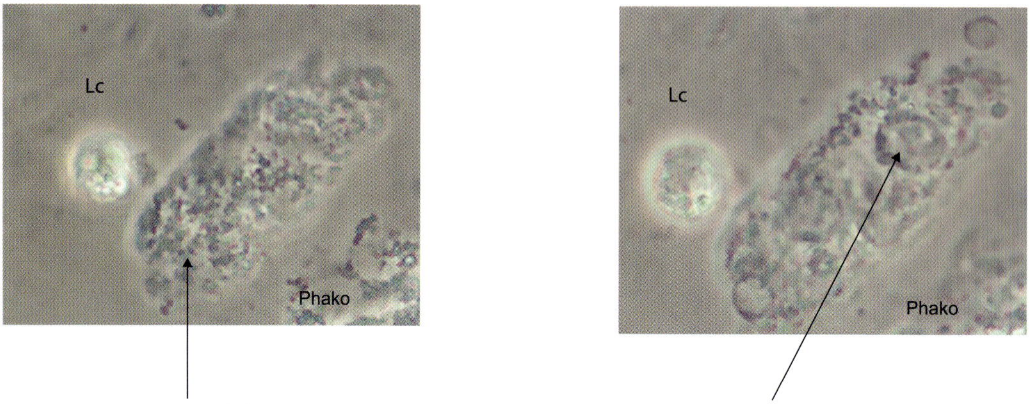

Es zeigt sich dann, dass der »granulierte Zylinder« ein gemischter Zellzylinder ist.

▫ **Abb. 11.33** Mikroskopiertechnik: Beispiel Zylinder

11.8.6 Leukozytenzylinder – Erythrozytenzylinder (▫ Abb. 11.34)

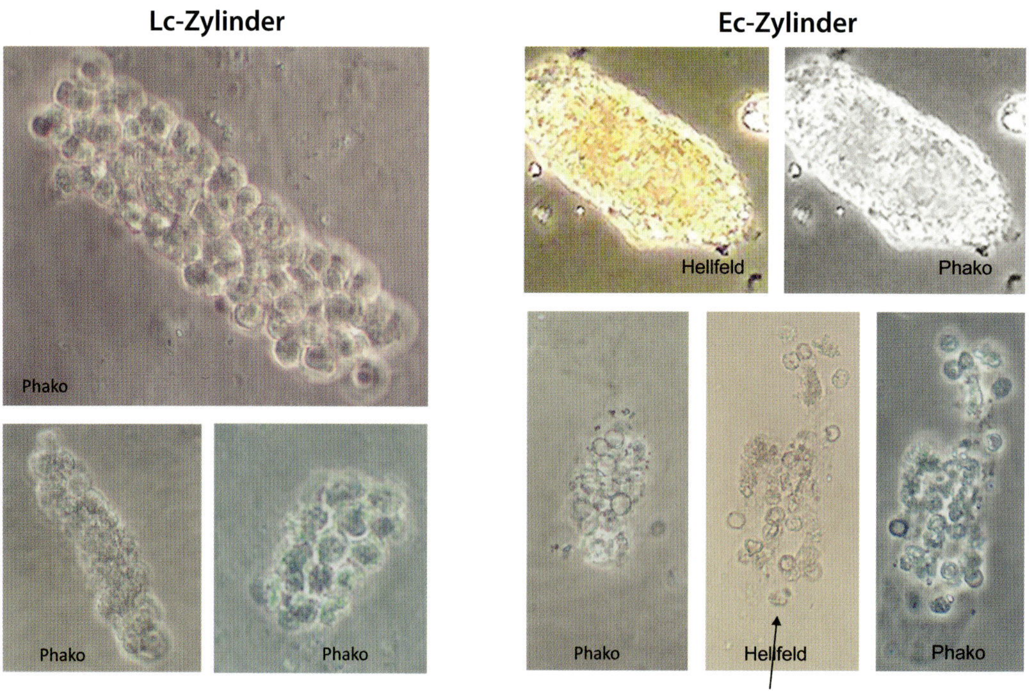

Die Leukozyten und Erythrozyten im Zylinder sind in der Regel gut zu erkennen. Im Hellfeld sieht man nur einige Erythrozyten und übersieht die hyaline Matrix des Ec-Zylinders.

▫ **Abb. 11.34** Leukozytenzylinder – Erythrozytenzylinder

11.8.7 Epithelzylinder (◘ Abb. 11.35)

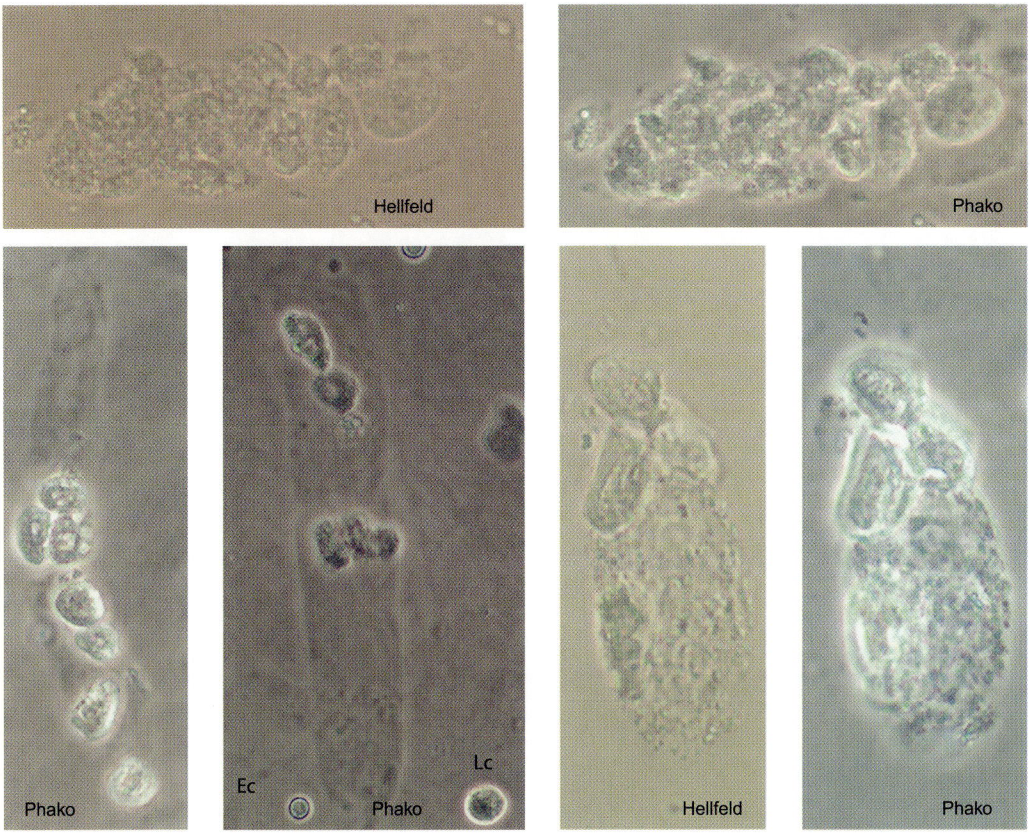

Epithelzylinder und Leukozytenzylinder sind teilweise schwer zu unterscheiden.

◘ **Abb. 11.35** Epithelzylinder

11.8.8 Wachszylinder (Abb. 11.36)

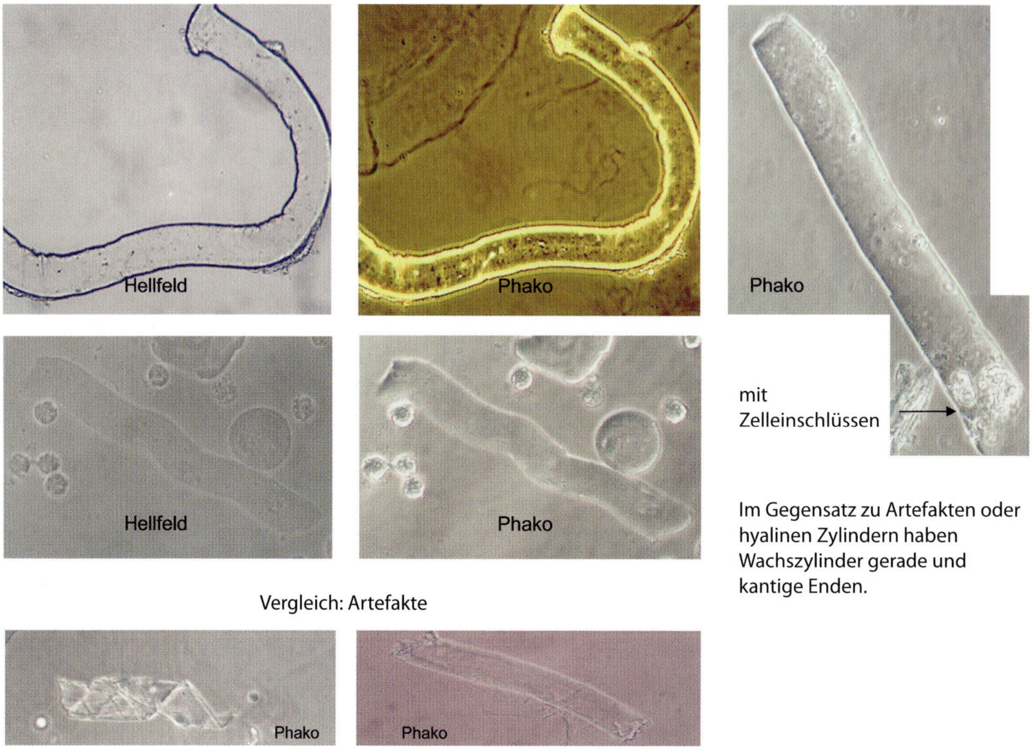

Abb. 11.36 Wachszylinder

11.8.9 Fettzylinder und Fettkörnchenzellzylinder (◘ Abb. 11.37)

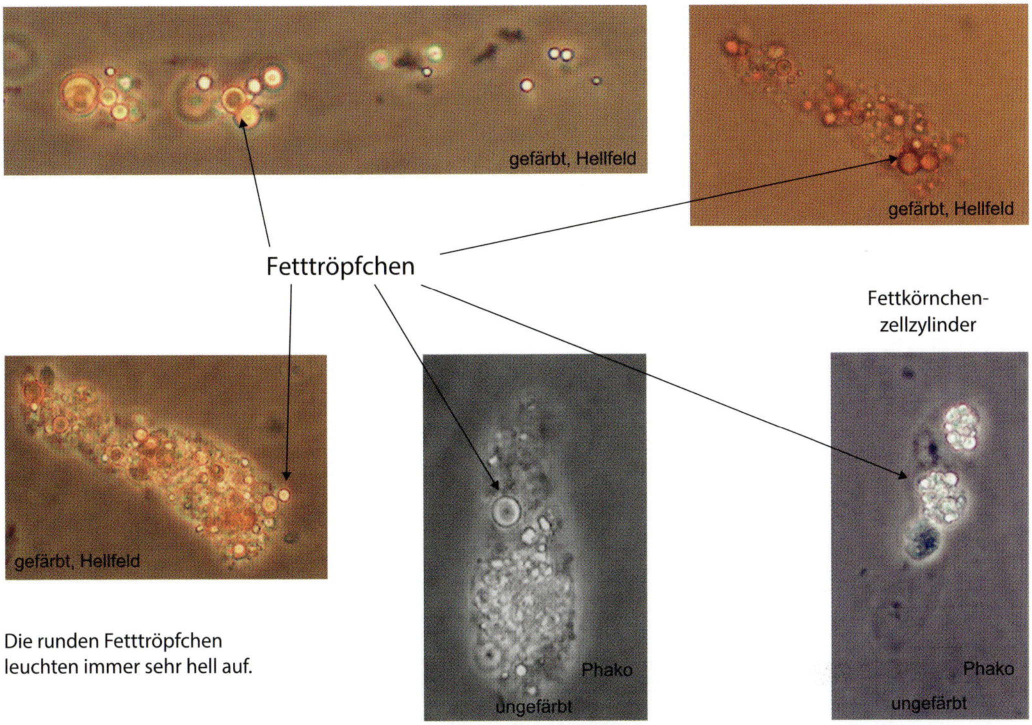

◘ **Abb. 11.37** Fettzylinder und Fettkörnchenzellzylinder (gefärbt und ungefärbt)

11.8.10 Große Zylinder: Erythrozytenzylinder, Wachszylinder (▫ Abb. 11.38; ▫ Abb. 11.39)

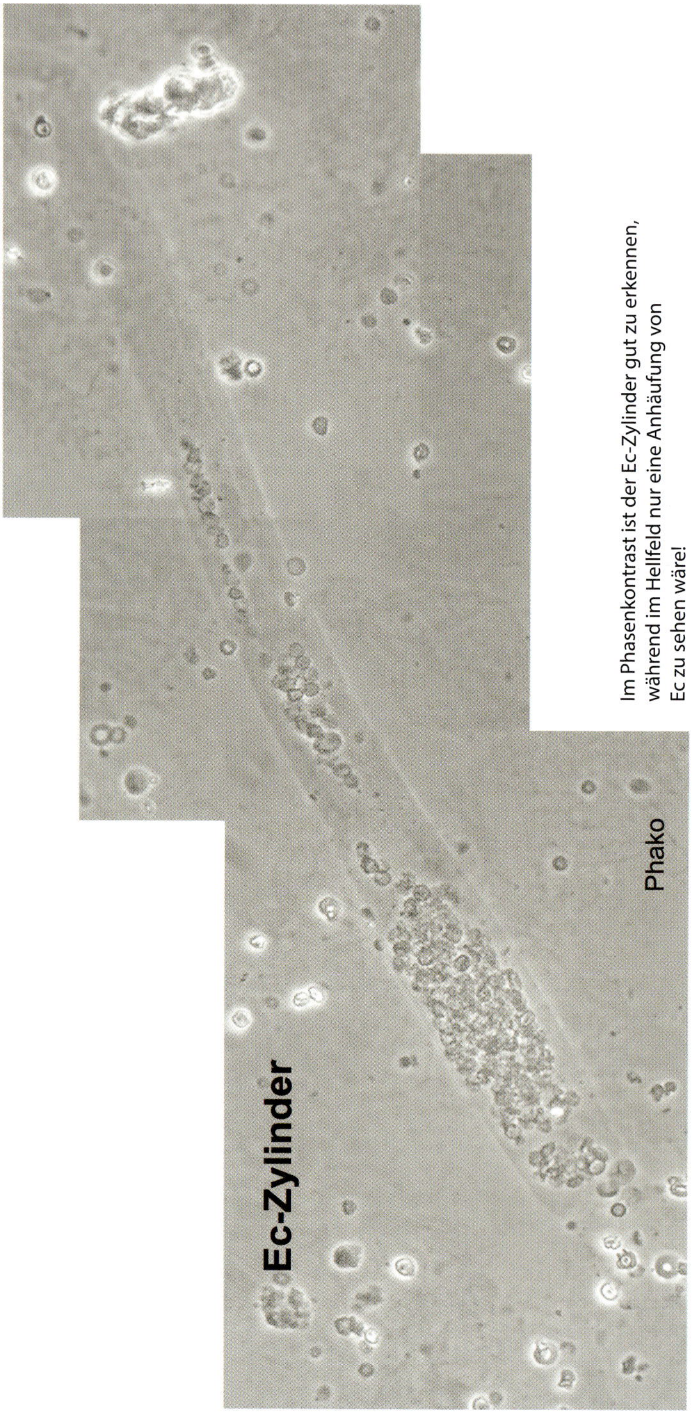

Im Phasenkontrast ist der Ec-Zylinder gut zu erkennen, während im Hellfeld nur eine Anhäufung von Ec zu sehen wäre!

▫ **Abb. 11.38** Erythrozytenzylinder

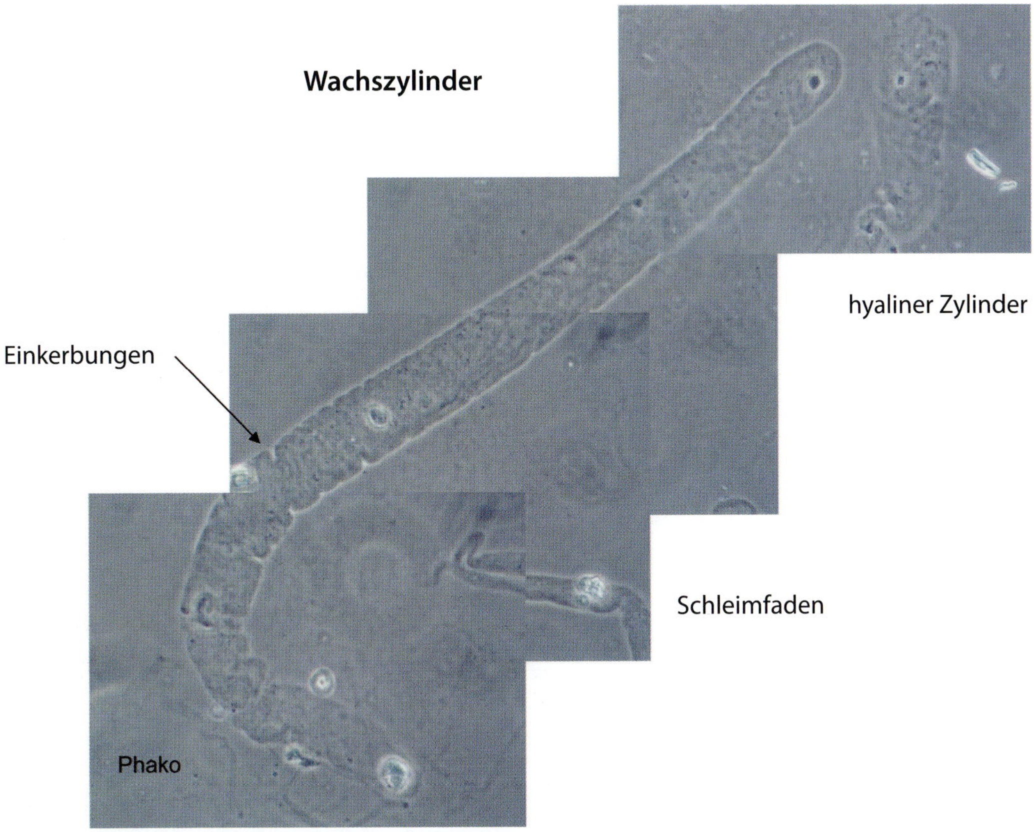

Hier kann die Struktur des Wachszylinders mit einem hyalinen Zylinder und Schleimfaden verglichen werden.

Abb. 11.39 Wachszylinder

11.9 Bakterien (◘ Abb. 11.40)

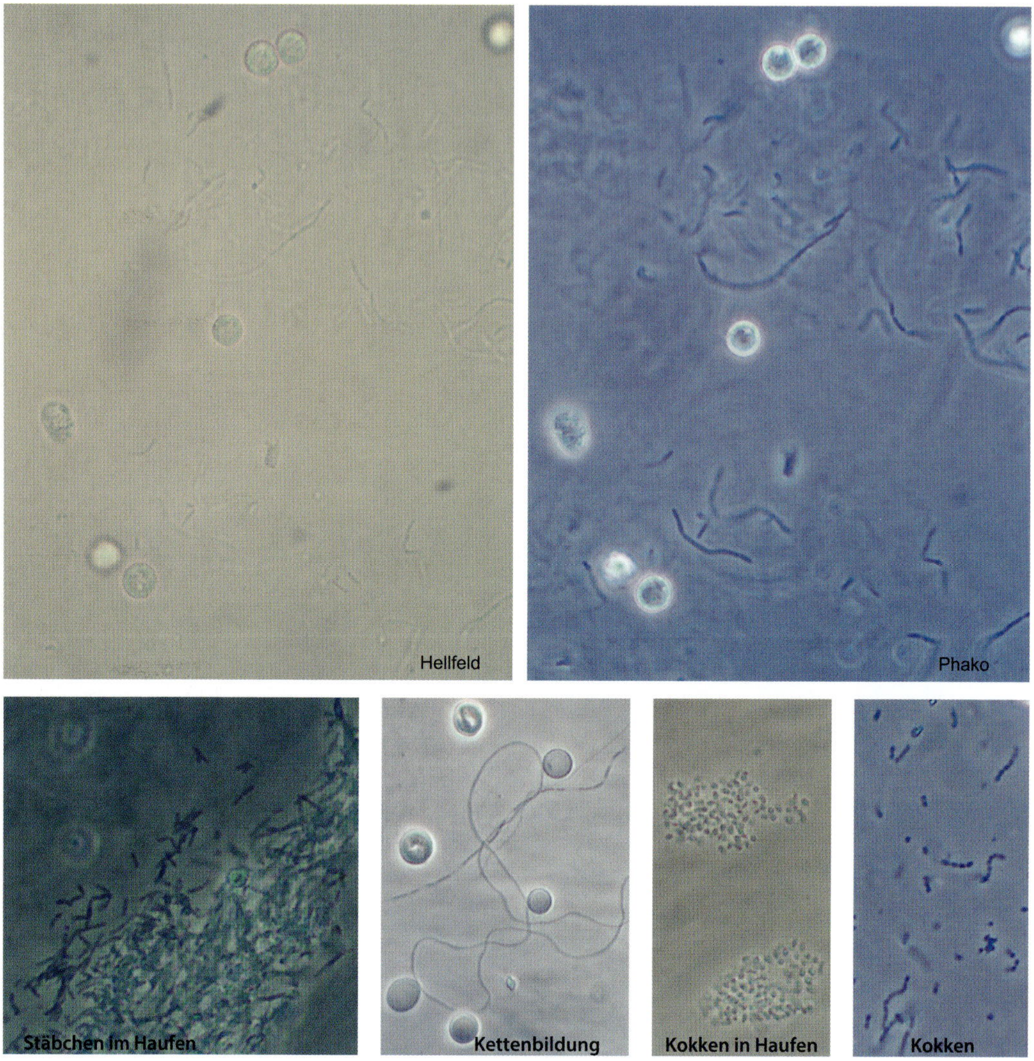

Phako

Im Phasenkontrast kann man die Menge der Bakterien am sichersten beurteilen.

◘ **Abb. 11.40** Bakterien (Stäbchen und Kokken)

11.9.1 Mengenangaben bei Bakterien (Abb. 11.41)

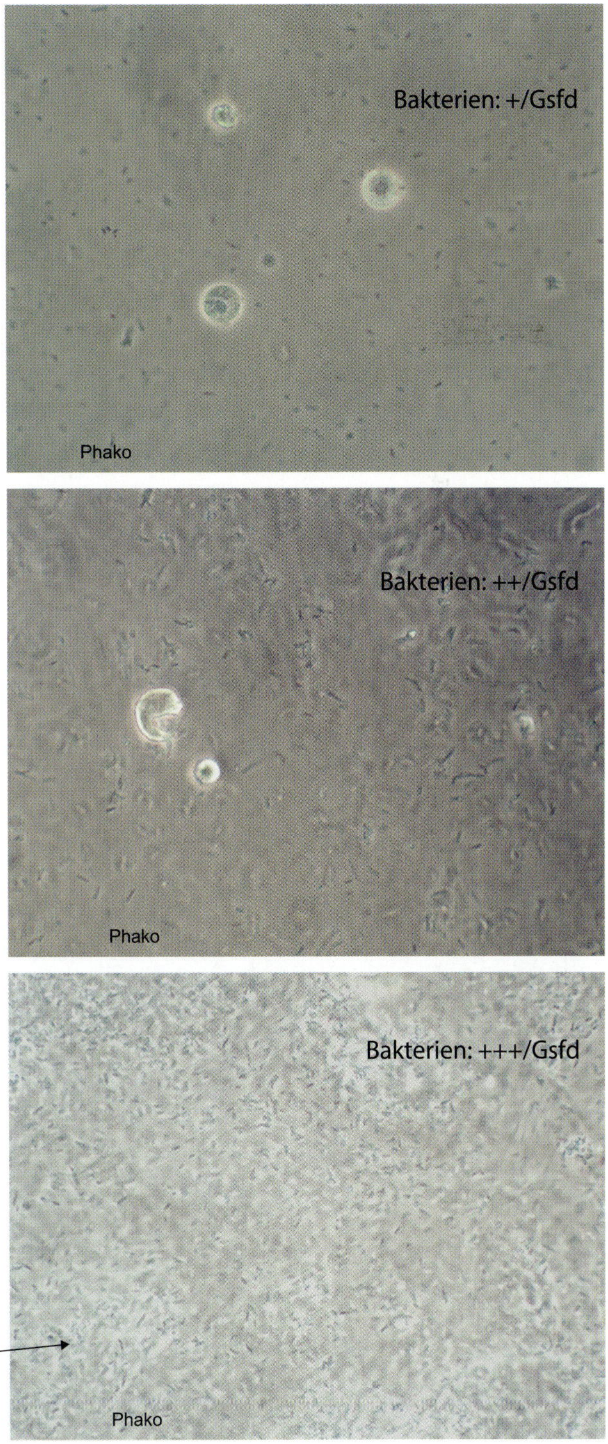

Die Angabe Bakterien: +++/Gsfd entspricht einem homogenen Bakterienrasen.

Abb. 11.41 Mengenangaben bei Bakterien

11.9.2 Exkurs: Vaginalabstrich (◘ Abb. 11.42)

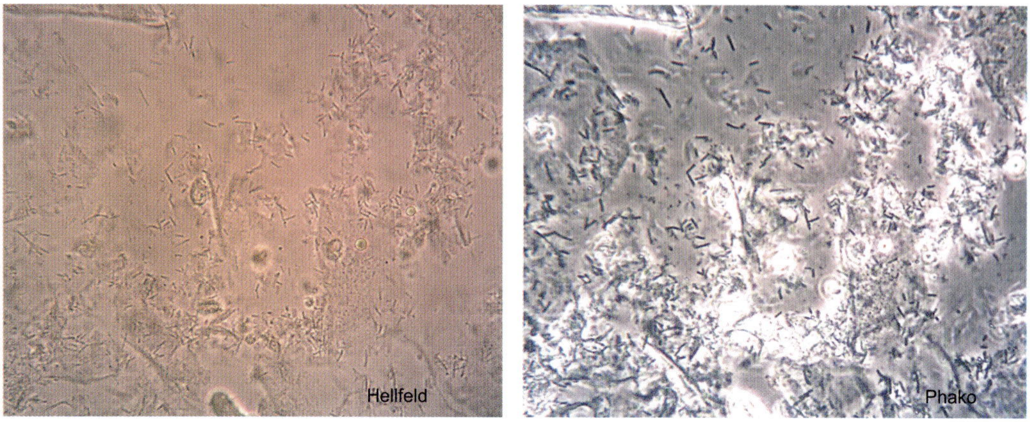

Normalflora mit Plattenepithelien

Nativpräparat mit 0,9% NaCl gemischt.
Im Vaginalabstrich erkennt man viele Plattenepithelien und Döderlein-Stäbchen.
Im Urin können auch Vaginalsekretbeimengungen vorkommen.

◘ **Abb. 11.42** Exkurs: Vaginalabstrich, Normalflora mit Plattenepithelien, pH 4

11.10 Spermien (▫ Abb. 11.43)

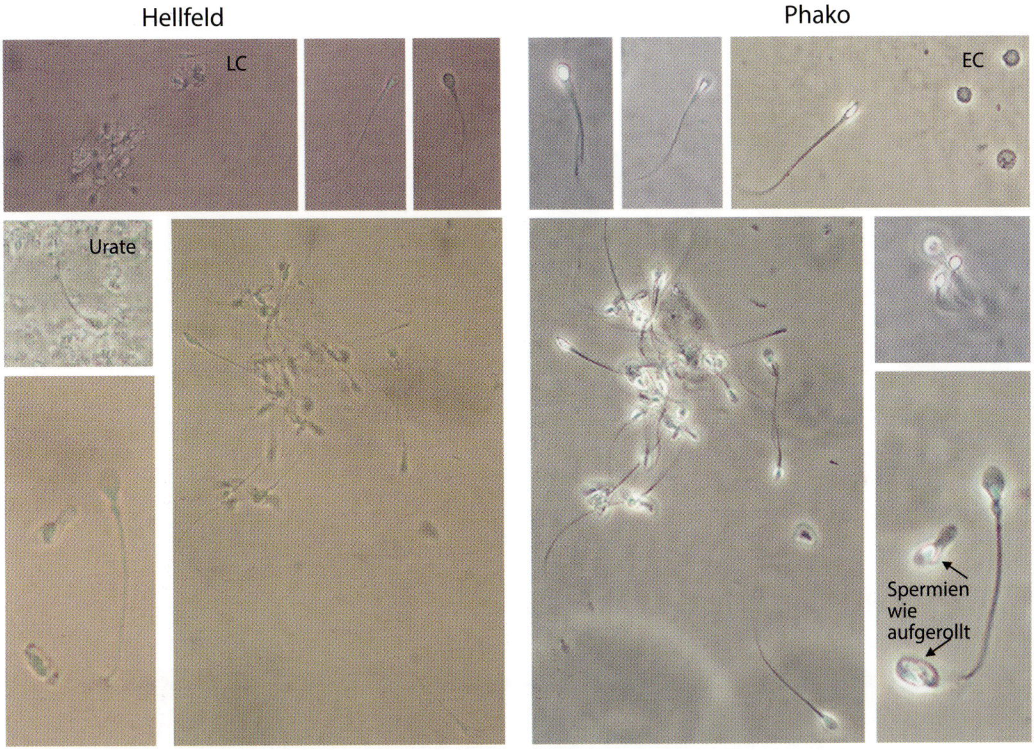

Spermien können einzeln oder in Haufen liegen. Die Spermienköpfe werden leicht mit Hefezellen verwechselt.

▫ **Abb. 11.43** Spermien

11.11 Kristalle

11.11.1 Vergleich: Leucin – Ammoniumurat (Abb. 11.44)

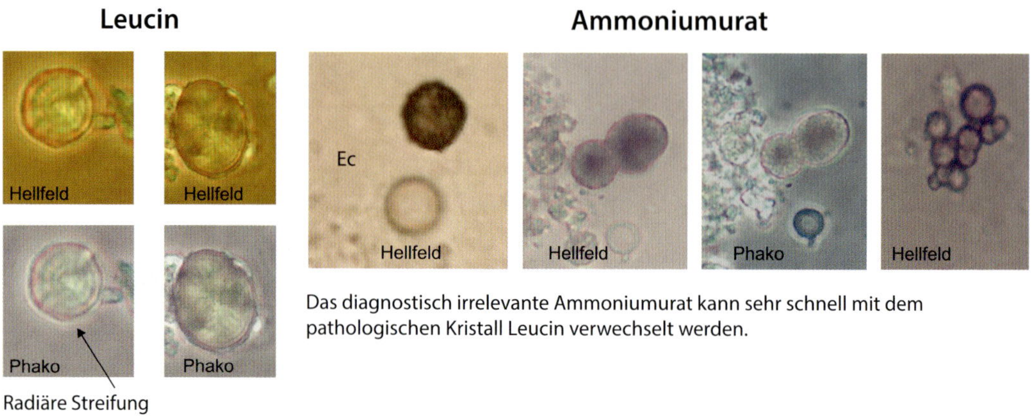

Das diagnostisch irrelevante Ammoniumurat kann sehr schnell mit dem pathologischen Kristall Leucin verwechselt werden.

Abb. 11.44 Kristalle: Vergleich Leucin – Ammoniumurat

11.11.2 Cholesterin (Abb. 11.45)

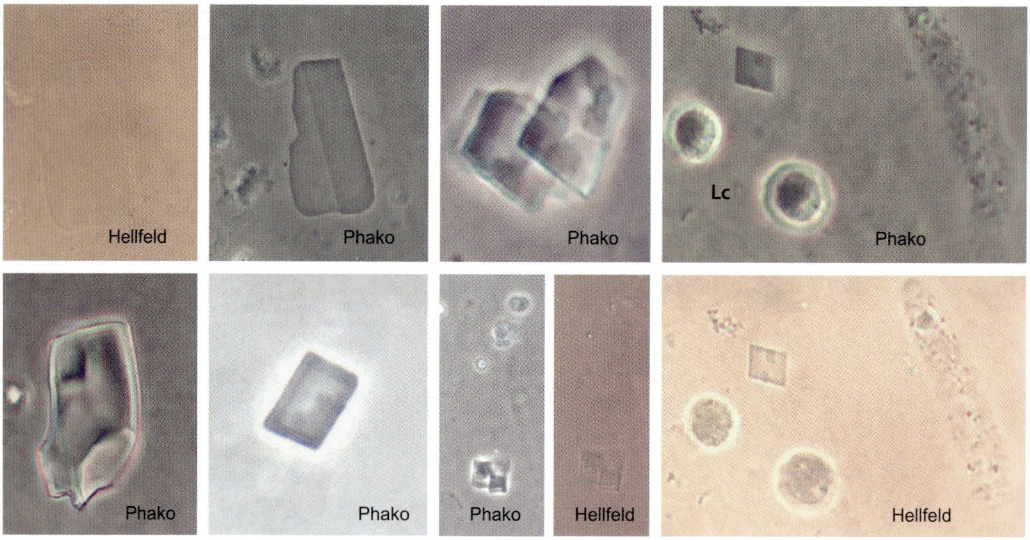

Cholesterin darf nicht mit Glasscherben verwechselt werden.

Abb. 11.45 Cholesterin

11.11.3 Harnsäurekristalle (Abb. 11.46)

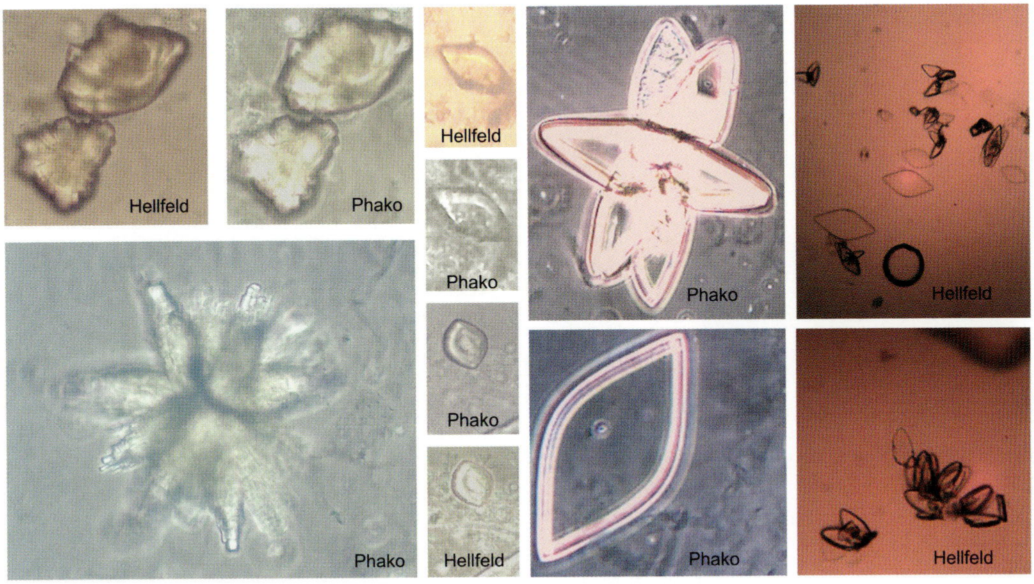

Die Farbe der Kristalle erkennt man besser im Hellfeld!
Harnsäurekristalle können in sehr unterschiedlichen Größen und Formen auskristallisieren.

Abb. 11.46 Harnsäurekristalle

11.11.4 Urate (■ Abb. 11.47)

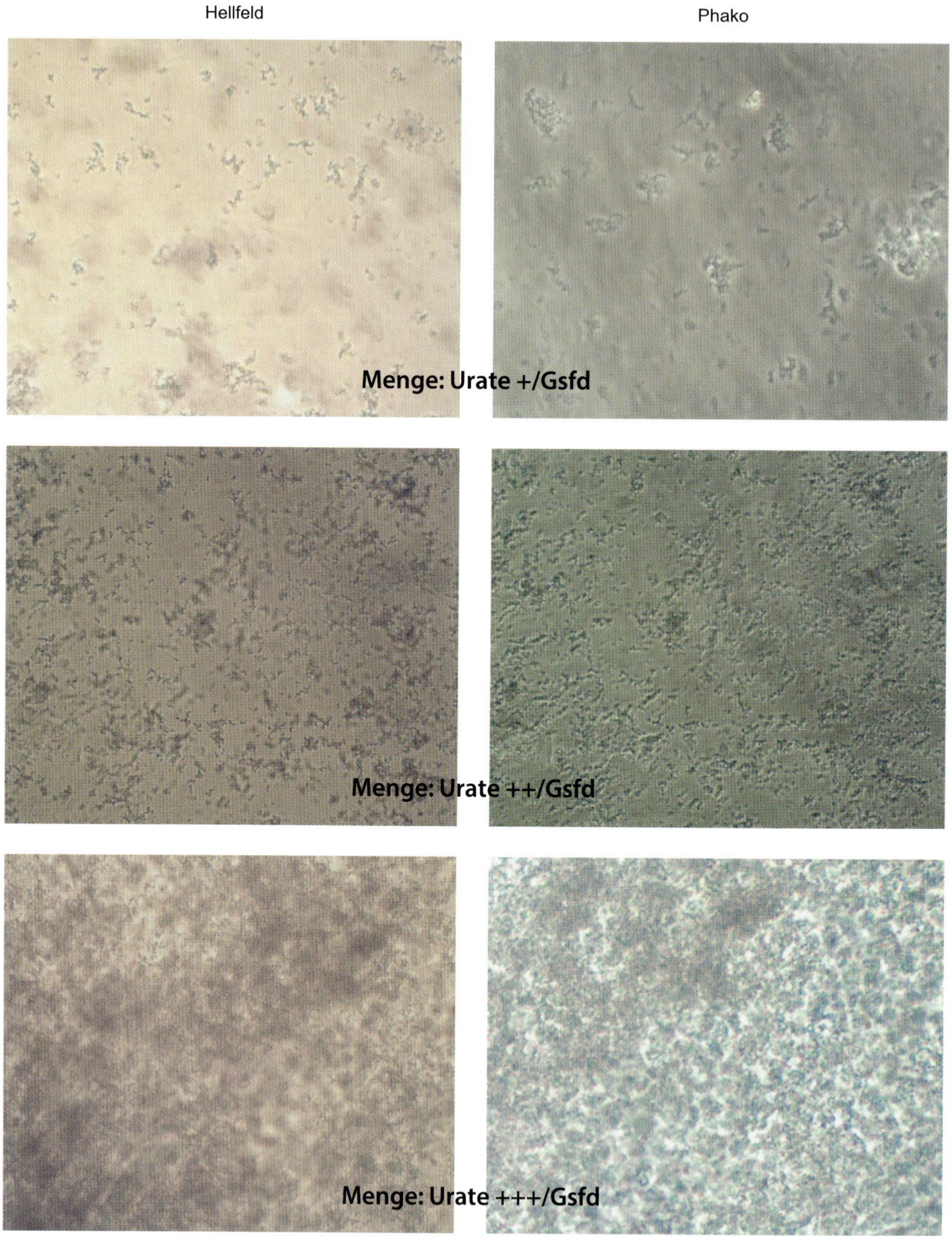

Kommen Urate hochkonzentriert im Urin vor, erkennt man makroskopisch ein braunrotes »Ziegelmehlsediment«.

Mikroskopisch kann die Farbe der Urate sicher im Hellfeld bestimmt werden.

Urin pH <6!

■ **Abb. 11.47** Urate

11.11.5 Vergleich: Urate – amorphe Erdalkaliphosphate (◘ Abb. 11.48)

Urate

pH sauer (pH <6), Ziegelmehlsediment, Urate sind gelblich bis braun

Amorphe Erdalkaliphosphate

pH alkalisch (pH >7), weißes Sediment, amorphe Erdalkaliphosphate sind weiß

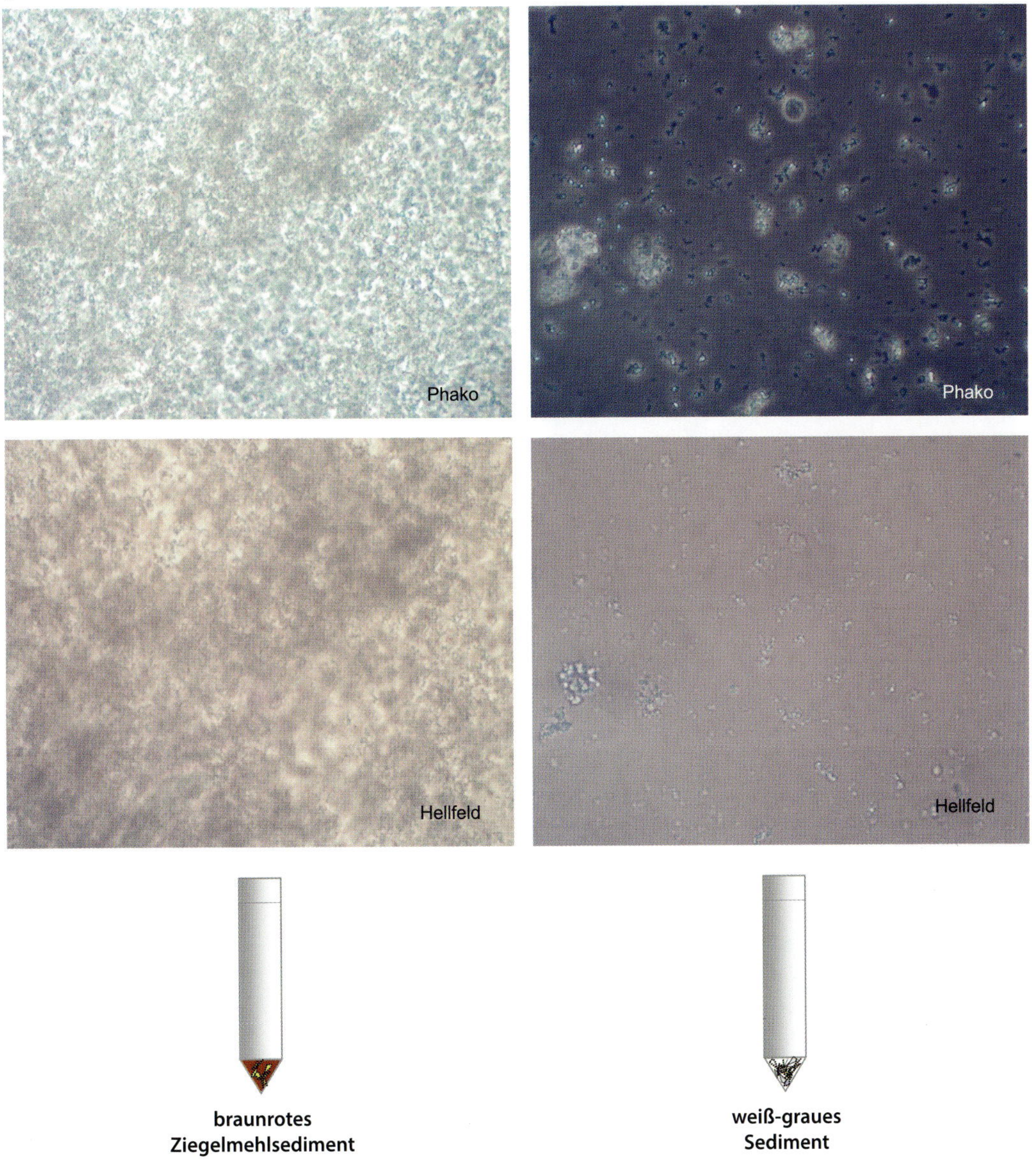

◘ **Abb. 11.48** Vergleich: Urate – amorphe Erdalkaliphosphate

11.11.6 Ca-Oxalate: Briefkuvertform, rund, oval, Sanduhrform (◘ Abb. 11.49)

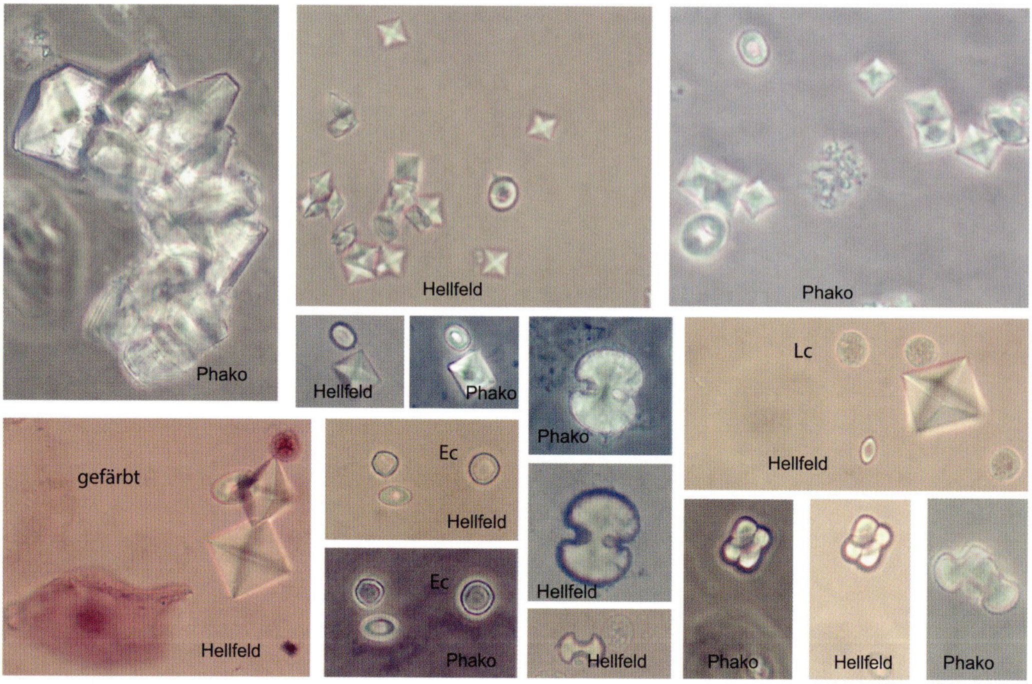

Zum Vergleich siehe Erythrozyten und runde Ca-Oxalate!

◘ **Abb. 11.49** Ca-Oxalate: Briefkuvertform, rund, oval, Sanduhrform (selten)

11.11.7 Tripelphosphate: Sargdeckelform (▣ Abb. 11.50)

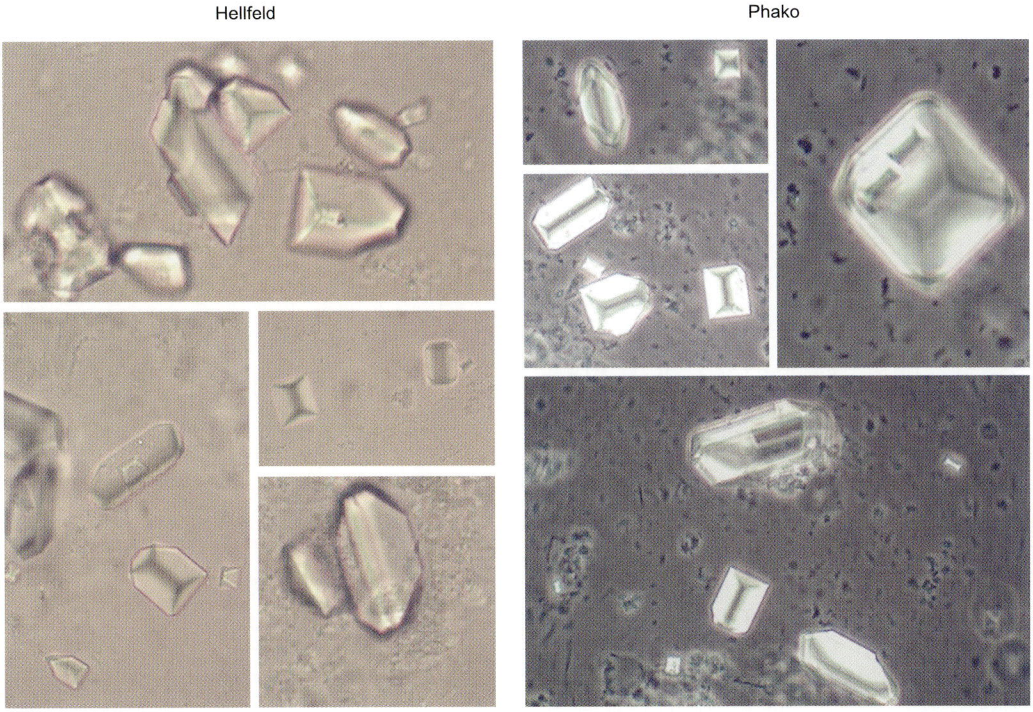

Die Sargdeckelform der Tripelphosphate ist leicht zu erkennen.

▣ **Abb. 11.50** Tripelphosphate: Sargdeckelform

11.11.8 Tripelphosphate: Balken (◘ Abb. 11.51)

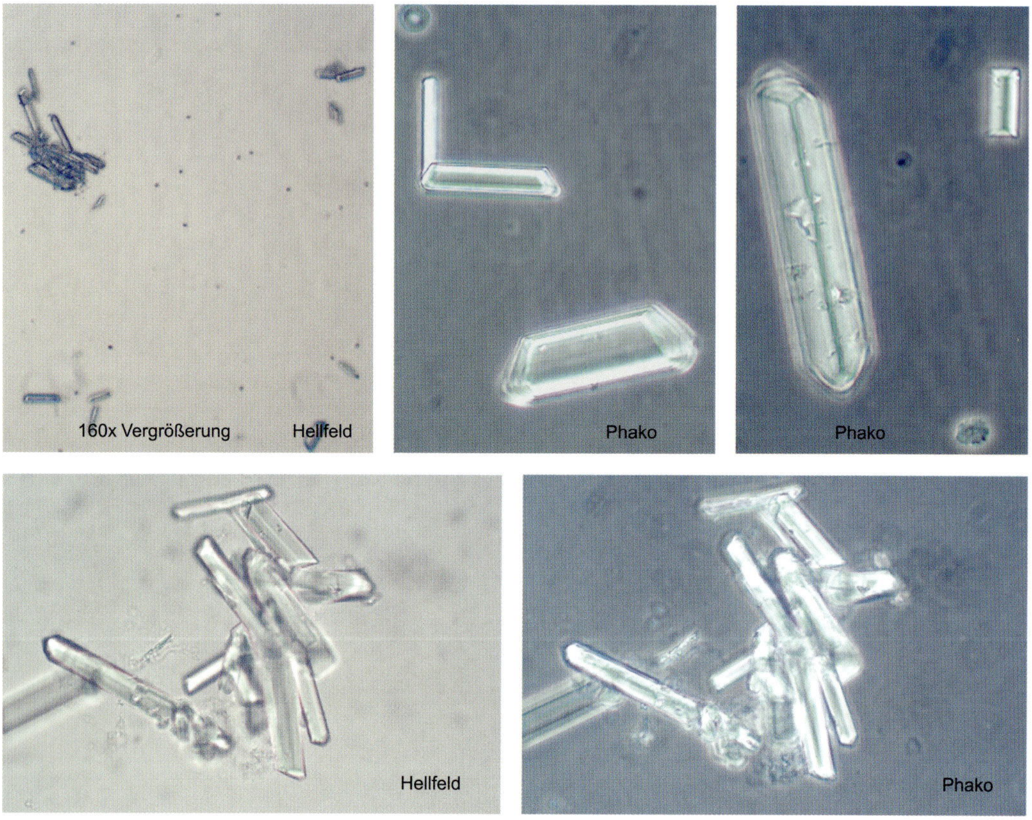

Längliche Form der Tripelphosphate, teilweise in Haufen liegend.

◘ **Abb. 11.51** Tripelphosphate: Balken

11.12 Artefakte

11.12.1 Glassplitter, Pollen, Stärkekörner (Abb. 11.52)

Glassplitter ... sind nicht zu verwechseln mit Cholesterin!

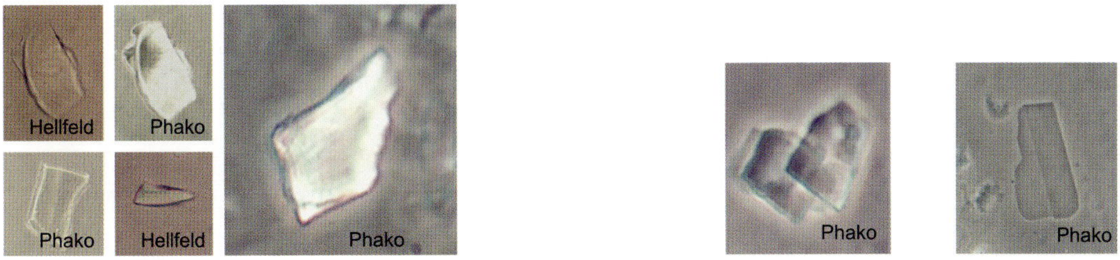

Pollen ... sind nicht zu verwechseln mit Histiozyten oder Epithelien!

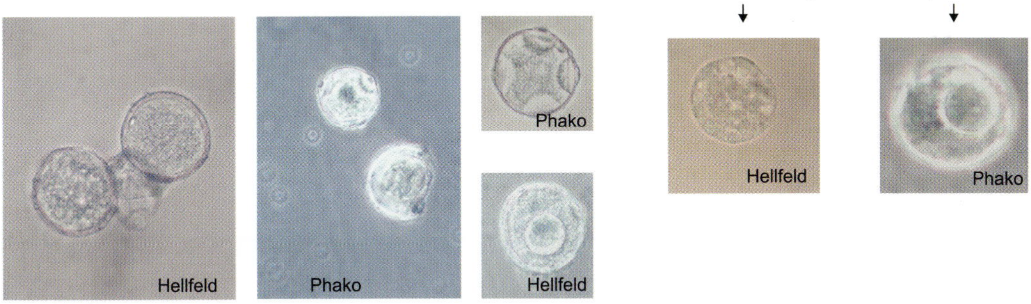

Stärkekörner

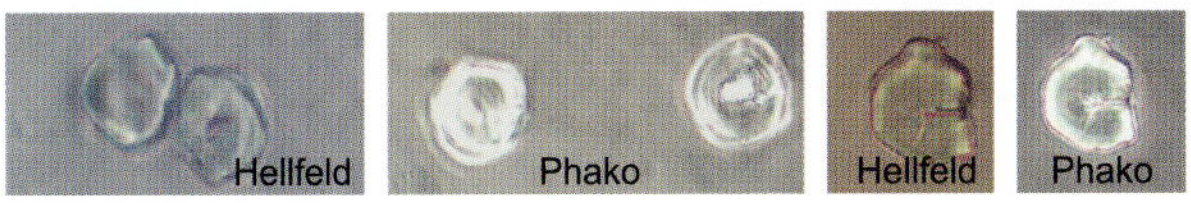

Abb. 11.52 Artefakte Glassplitter, Pollen, Stärkekörner

11.12.2 Luftblasen und Fetttröpfchen (Abb. 11.53)

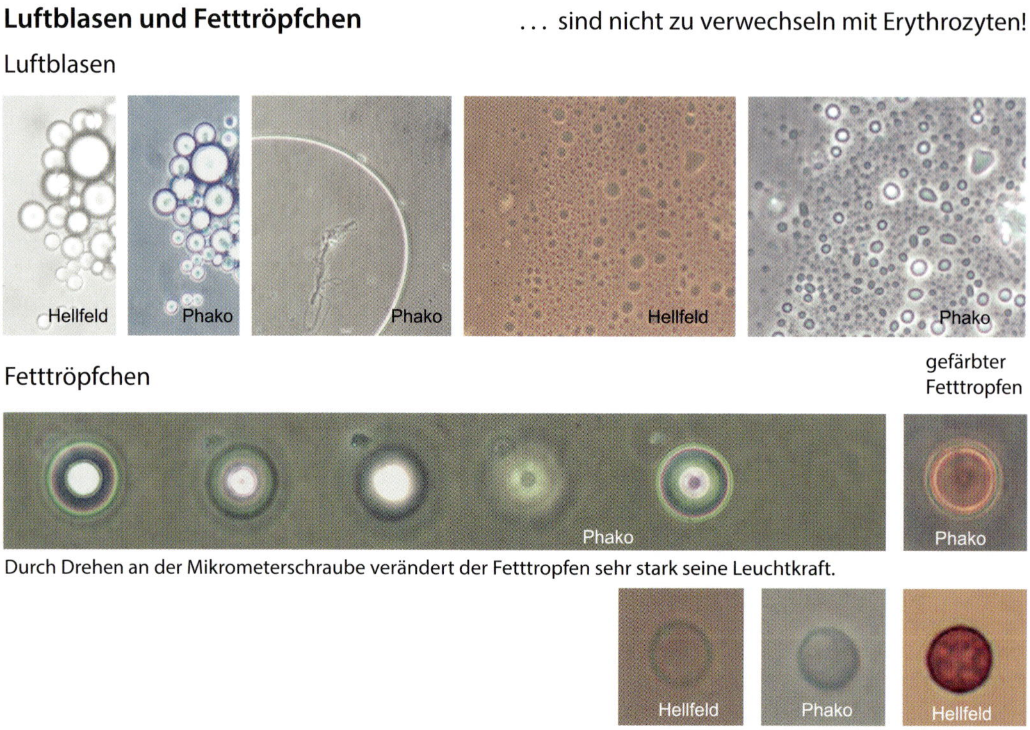

Abb. 11.53 Luftblasen und Fetttröpfchen

11.12.3 Fasern, Staub, Haare (◘ Abb. 11.54)

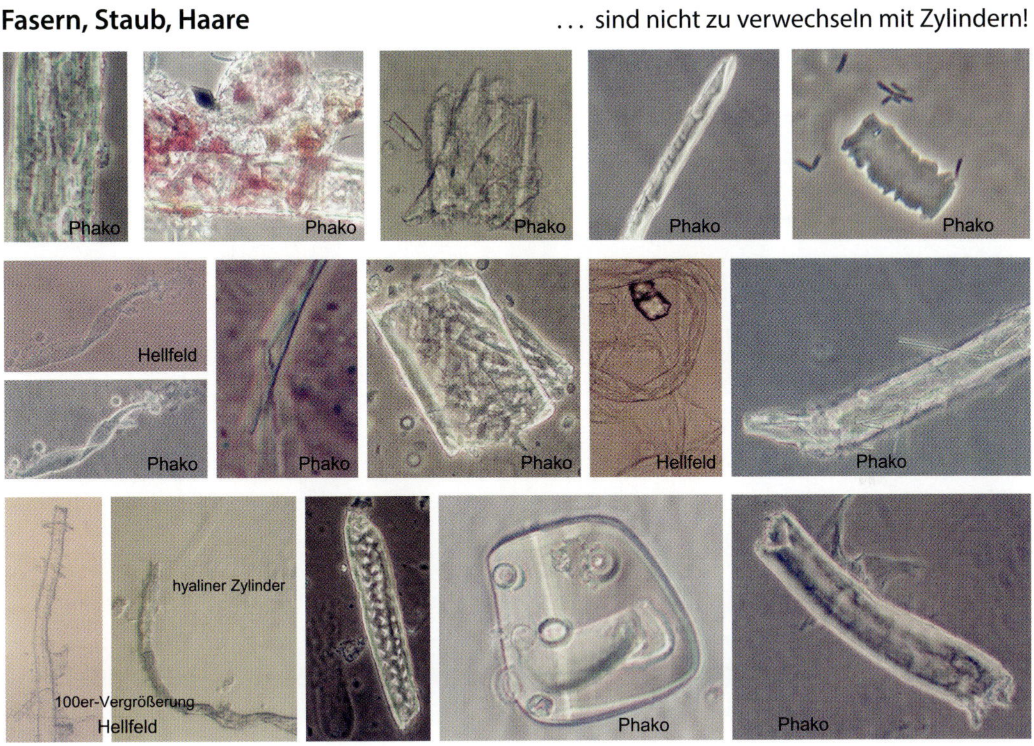

◘ **Abb. 11.54** Fasern, Staub, Haare

11.12.4 Weitere Artefakte (▫ Abb. 11.55)

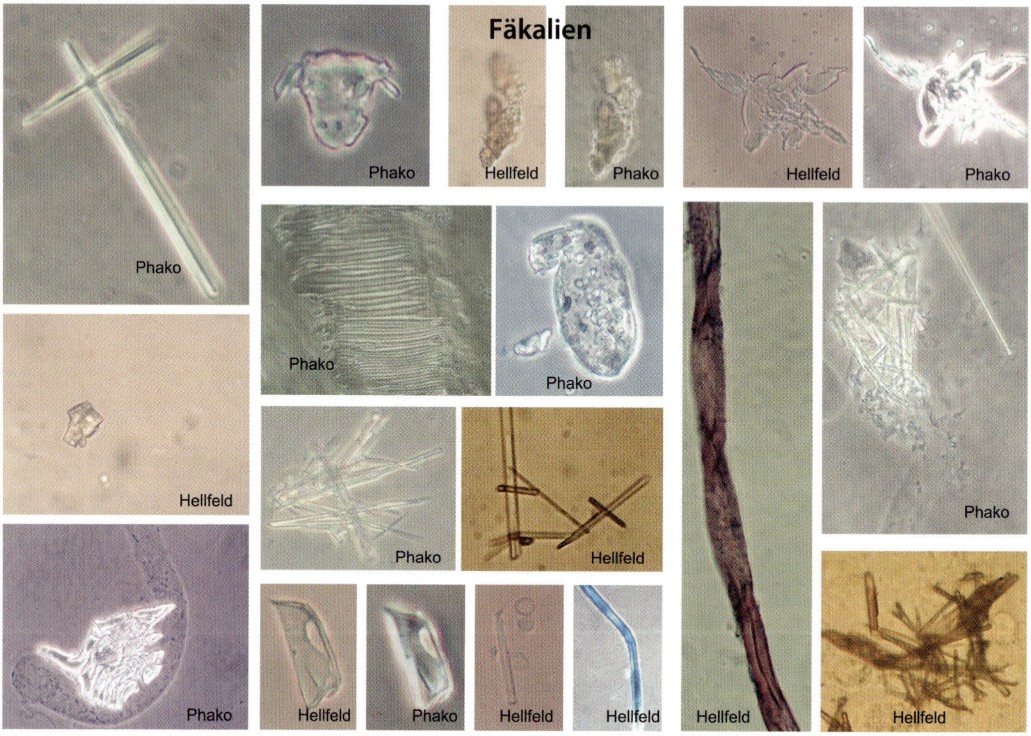

▫ **Abb. 11.55** Weitere Artefakte

Teil 3

Kapitel 12 Mikroskopisches Urinsediment
– Auswertung und Befundung – 107

Mikroskopisches Urinsediment – Auswertung und Befundung

12.1 Auswertung – 109

12.1.1 Leukozyturie – 110

12.1.2 Leukozyturie und Bakteriurie – 111

12.1.3 Leukozyturie mit Leukozytenzylinder – 111

12.1.4 Bakteriurie und Kristallurie – 112

12.1.5 Bakteriurie und Lipidurie – 113

12.1.6 Kristallurie – 114

12.1.7 Kristallurie und eumorphe Hämaturie – 115

12.1.8 Kristallurie und Fettzylinder – 116

12.1.9 Eumorphe Hämaturie – 117

12.1.10 Dysmorphe Hämaturie – 118

12.1.11 Hefezellen und eumorphe Hämaturie – 121

12.1.12 Hefezellen, Pilzfäden und Kristallurie – 122

12.2 Befundung – 123

12.2.1 Befundungsblatt Urinstatus – 123

12.2.2 Eumorphe Hämaturie – 125

12.2.3 Eumorphe Hämaturie und Kristallurie – 125

12.2.4 Dysmorphe Hämaturie – 126

12.2.5 Dysmorphe Hämaturie mit Erythrozytenzylinder – 127

12.2.6 Dysmorphe Hämaturie und Fettkörnchenzellen – 128

12.2.7 Hefezellen, Pilzfäden und Leukozyturie – 129

12.2.8 Hefezellen mit Chlamydosporen – 130

12.2.9 Hefezellen und Leukozyturie – 131

12.2.10 Hefezellen und Pilzfäden – 132

12.2.11 Hefezellen – 133

12.2.12 Leukozyturie – 134

12.2.13 Leukozyturie mit eumorpher Hämaturie – 135

12.2.14 Leukozyturie mit tiefen Urothelzellen – 136

12.2.15 Leukozyturie – alte Urinprobe – 137

12.2.16 Bakteriurie – 138

12.2.17 Bakteriurie und Leukozyturie – 139

12.2.18 Bakteriurie und eumorphe Hämaturie – 140

12.2.19 Bakteriurie und Kristallurie – 141
12.2.20 Kristallurie – 142
12.2.21 Lipidurie mit Lipidzylinder (gefärbt) – 143
12.2.22 Lipidurie mit Fettkörnchenzellzylinder (ungefärbt) – 143
12.2.23 Epithelzylinder – 144
12.2.24 Zylindurie – 144
12.2.25 Trichomonaden – 145
12.2.26 Normalbefund – 146

12.1 Auswertung

▪ Übungen zur Auswertung des mikroskopischen Urinsedimentbildes

Im Folgenden kann die Auswertung und somit die Zuordnung und die quantitative Erfassung der Urinsedimentbestandteile pro Gesichtsfeld geübt werden.

- Weisen bei der mikroskopischen Durchsicht des Urinsediments alle Gesichtsfelder eine ähnliche Verteilung der Urinsedimentbestandteile auf wie bei der jeweils vorliegenden Abbildung, kann eine wie folgt beschriebene Auswertung durchgeführt werden.
- Dabei achtet man besonders auf Erythrozyten, Leukozyten und Bakterien. Erythrozyten werden in eumorphe und dysmorphe Erythrozyten sowie Akanthozyten differenziert und ihr prozentualer Anteil bestimmt.
- Zur besseren Beurteilung der Qualität der Urinprobe zählt man auch die Plattenepithelien pro Gesichtsfeld aus. Ein erhöhtes Vorkommen dieser Epithelien deutet meist darauf hin, dass es sich bei dieser Probe nicht um einen Mittelstrahlurin handelt.
- Darüber hinaus werden alle weiteren Urinsedimentbestandteile pro Gesichtsfeld quantitativ erfasst. Eine Ausnahme bilden hierbei die Zylinder. Man addiert hier die jeweiligen Zylindertypen in allen beurteilten Gesichtsfeldern (üblicherweise 20 - 30) und gibt als Ergebnis die jeweilige Summe des betreffenden Zylindertyps an.
- Artefakte und Schleimfäden müssen erkannt aber später im Befund nicht genannt werden.
- Ob mittels Zahlenwerten oder mit Hilfe von Kreuzen die quantitative Bestimmung vorgenommen wird, können Sie in ▸ Kapitel 5.8 Quantitative Beurteilung/Einheiten nachlesen.
- Für eine bessere Durchsicht und Zuordnung der Urinsedimentbestandteile in dickflüssigen und zum Teil sehr zellreichen Urinsedimentproben mikroskopiert man eher an einer dünnen Stelle oder am Rand des Präparates.

12.1.1 Leukozyturie (▫ Abb. 12.1; ▫ Abb. 12.2)

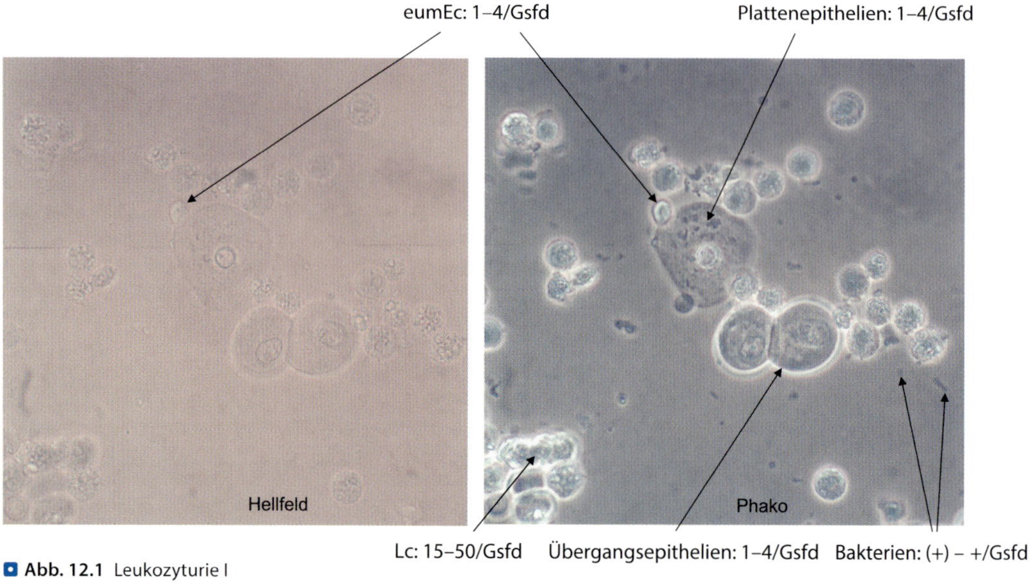

▫ **Abb. 12.1** Leukozyturie I

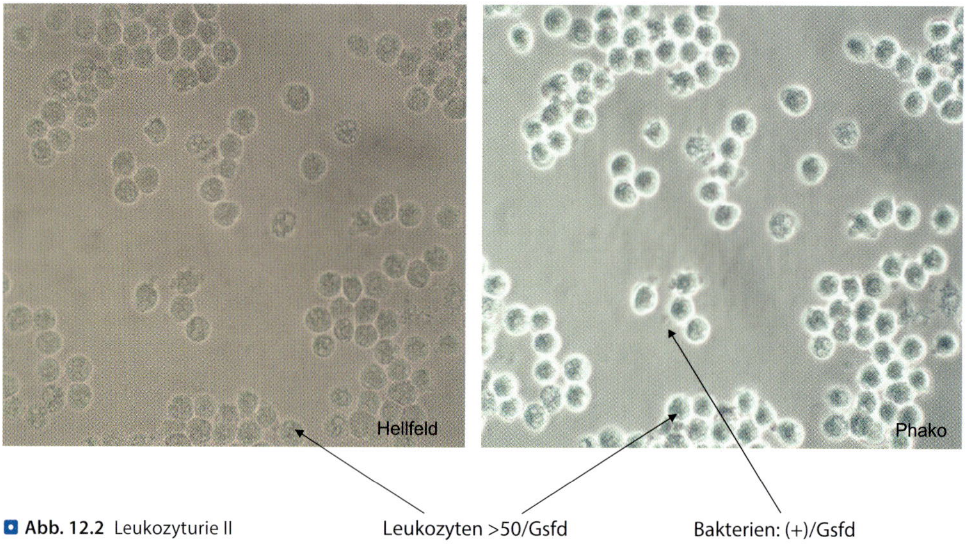

▫ **Abb. 12.2** Leukozyturie II

12.1.2 Leukozyturie und Bakteriurie (▪ Abb. 12.3)

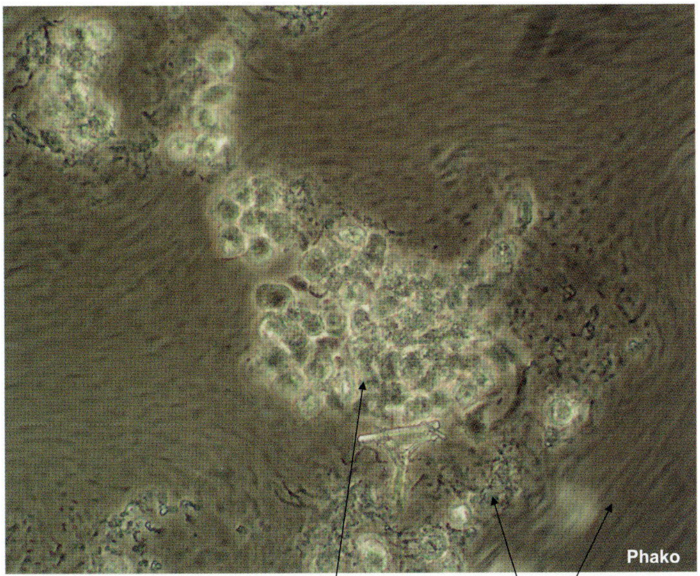

▪ **Abb. 12.3** Leukozyturie und Bakteriurie

12.1.3 Leukozyturie mit Leukozytenzylinder (▪ Abb. 12.4)

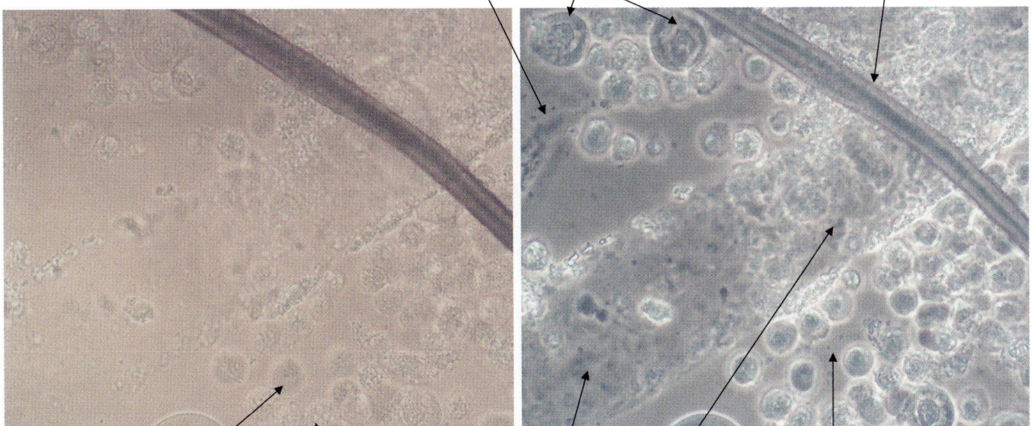

▪ **Abb. 12.4** Leukozyturie mit Leukozytenzylinder

12.1.4 Bakteriurie und Kristallurie (■ Abb. 12.5; ■ Abb. 12.6)

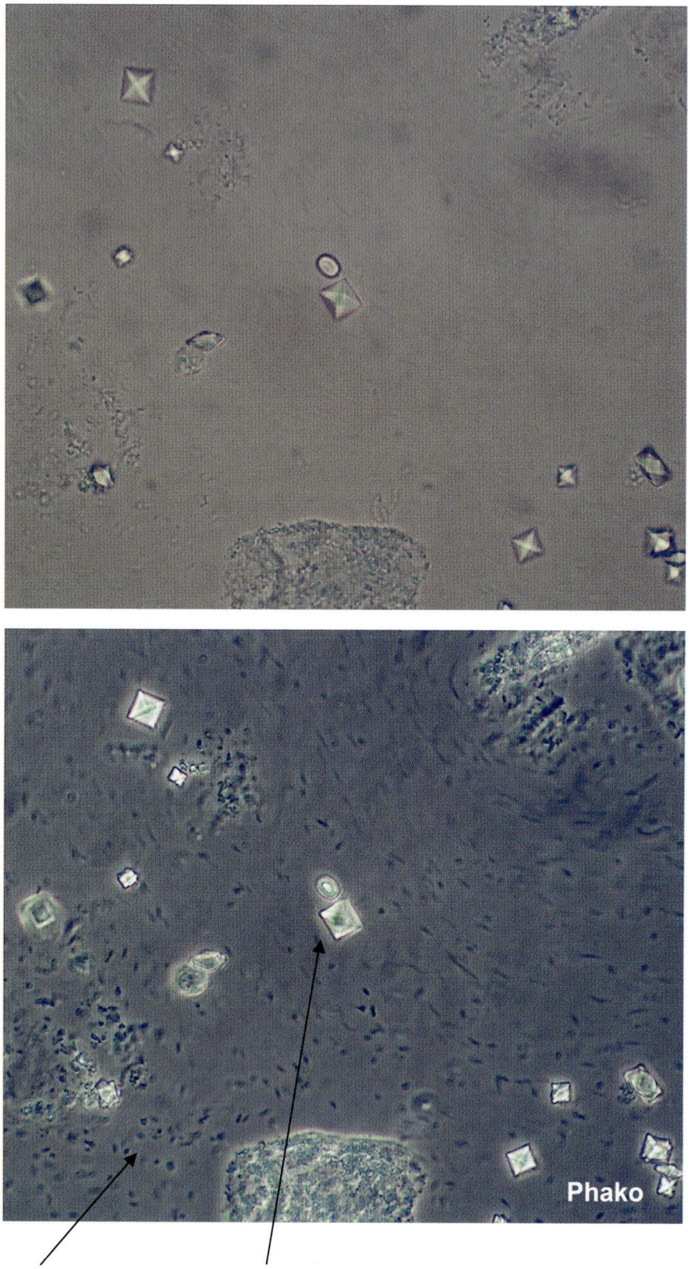

■ **Abb. 12.5** Bakteriurie und Kristallurie I

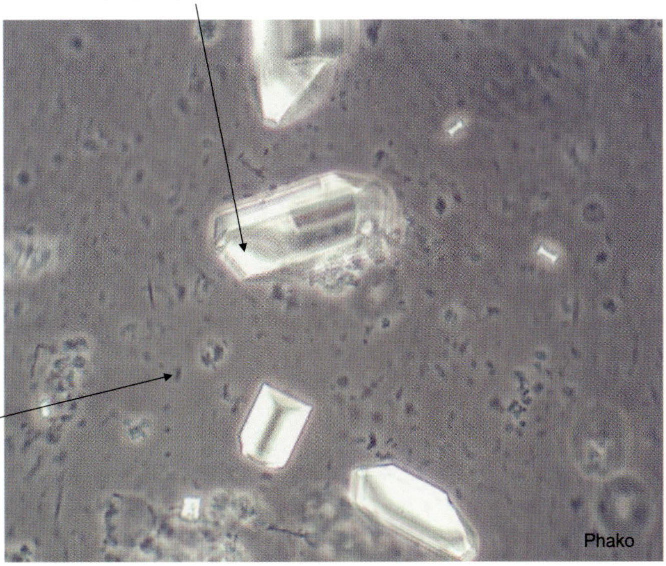

Abb. 12.6 Bakteriurie und Kristallurie II

12.1.5 Bakteriurie und Lipidurie (Abb. 12.7)

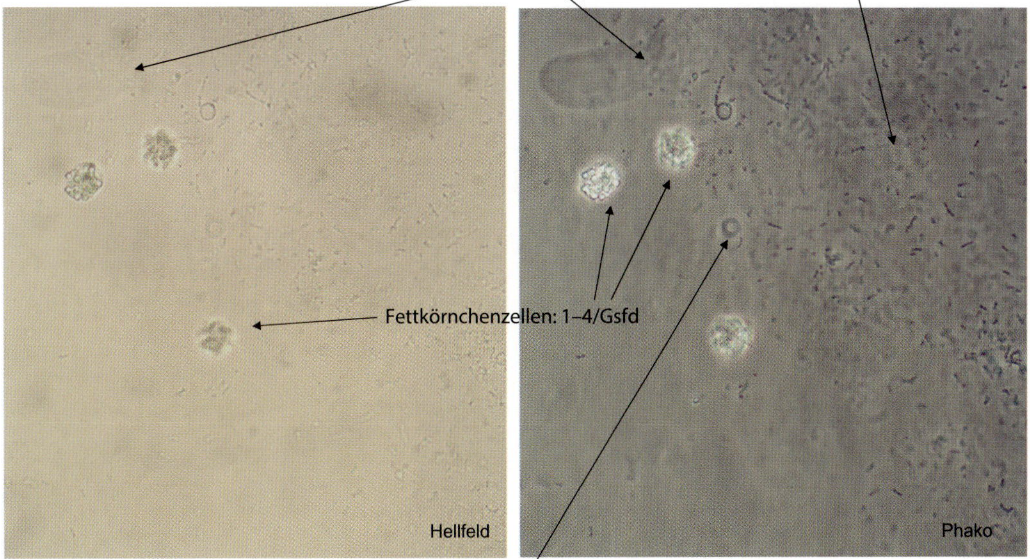

Abb. 12.7 Bakteriurie und Lipidurie

12.1.6 Kristallurie (Abb. 12.8)

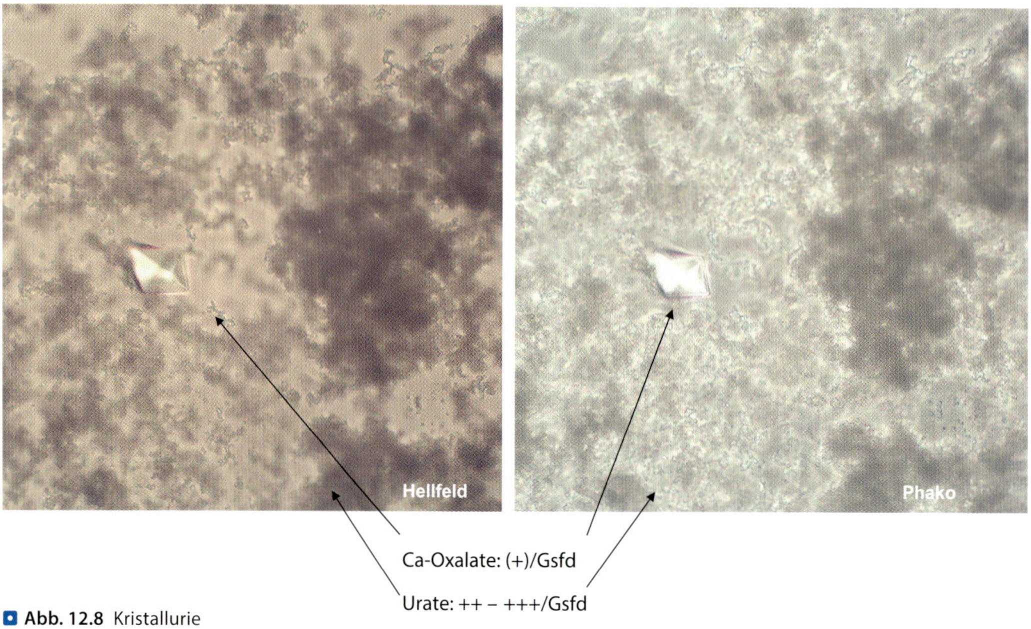

Abb. 12.8 Kristallurie

12.1.7 Kristallurie und eumorphe Hämaturie (Abb. 12.9)

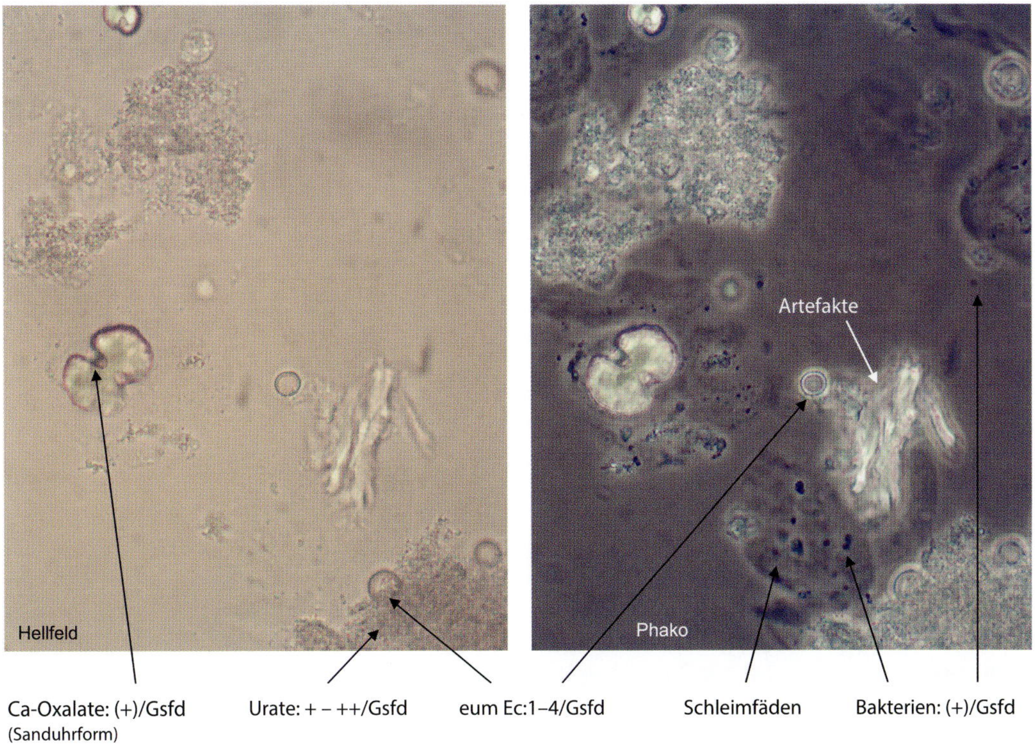

Abb. 12.9 Kristallurie und eumorphe Hämaturie

12.1.8 Kristallurie und Fettzylinder (▪ Abb. 12.10)

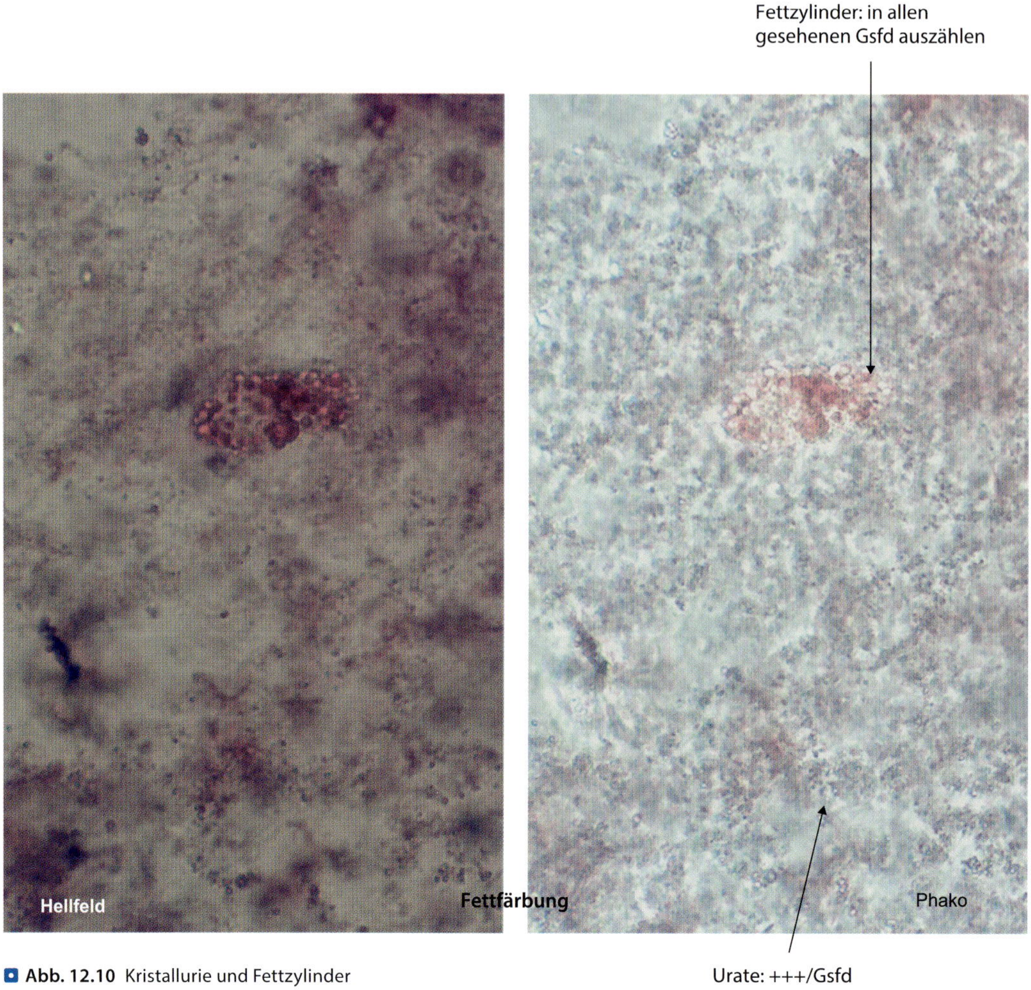

▪ **Abb. 12.10** Kristallurie und Fettzylinder

12.1.9 Eumorphe Hämaturie (◘ Abb. 12.11)

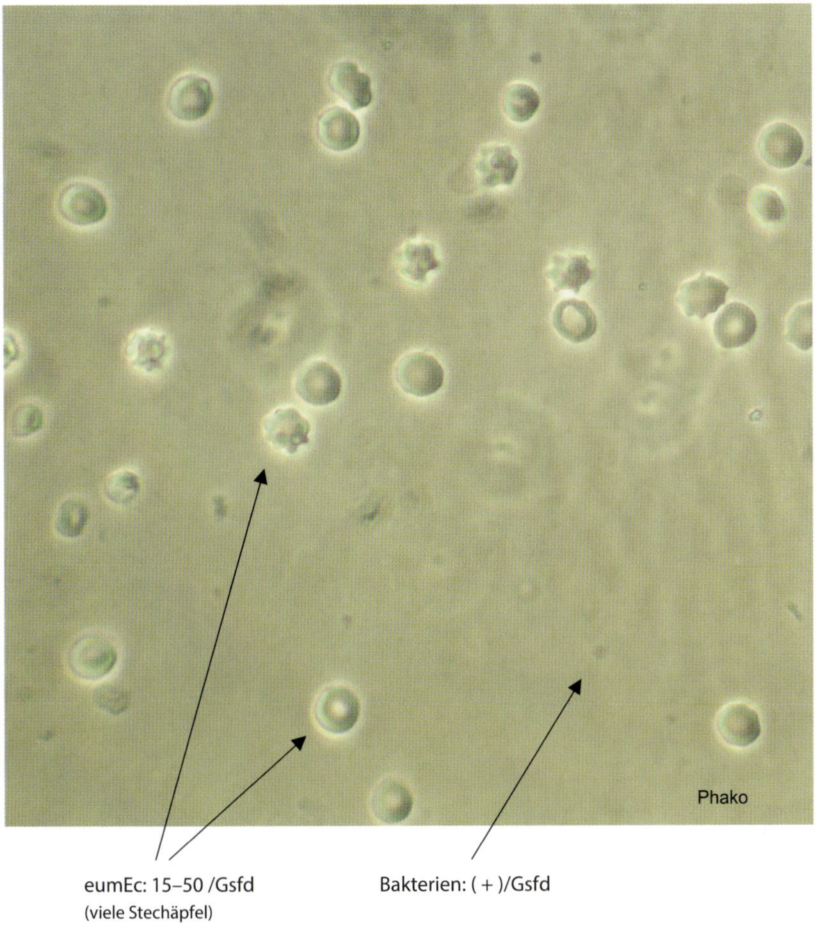

◘ **Abb. 12.11** Eumorphe Hämaturie

12.1.10 Dysmorphe Hämaturie (Abb. 12.12; Abb. 12.13; Abb. 12.14)

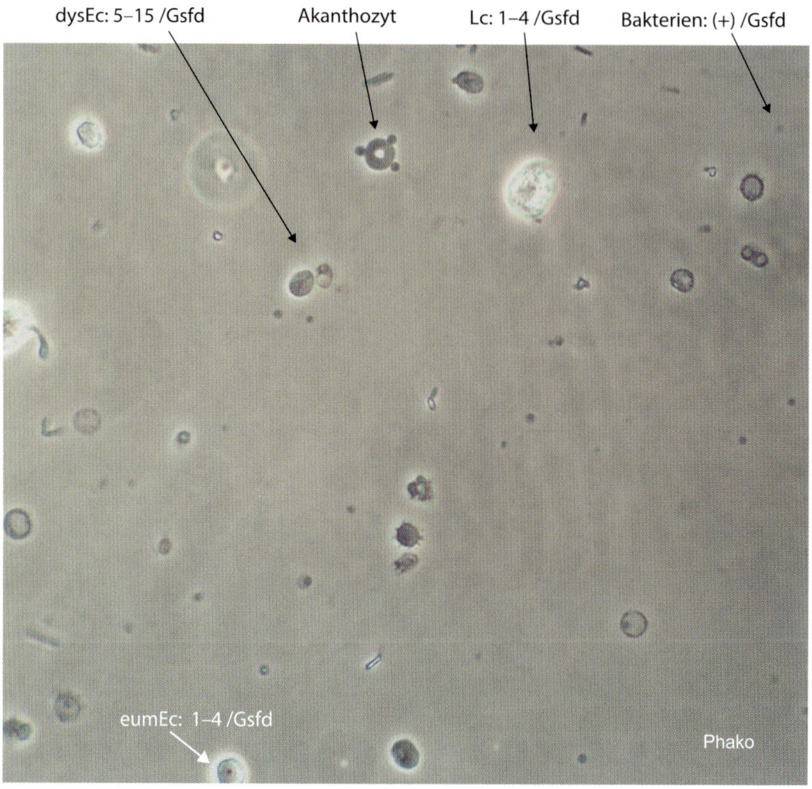

Abb. 12.12 Dysmorphe Hämaturie I

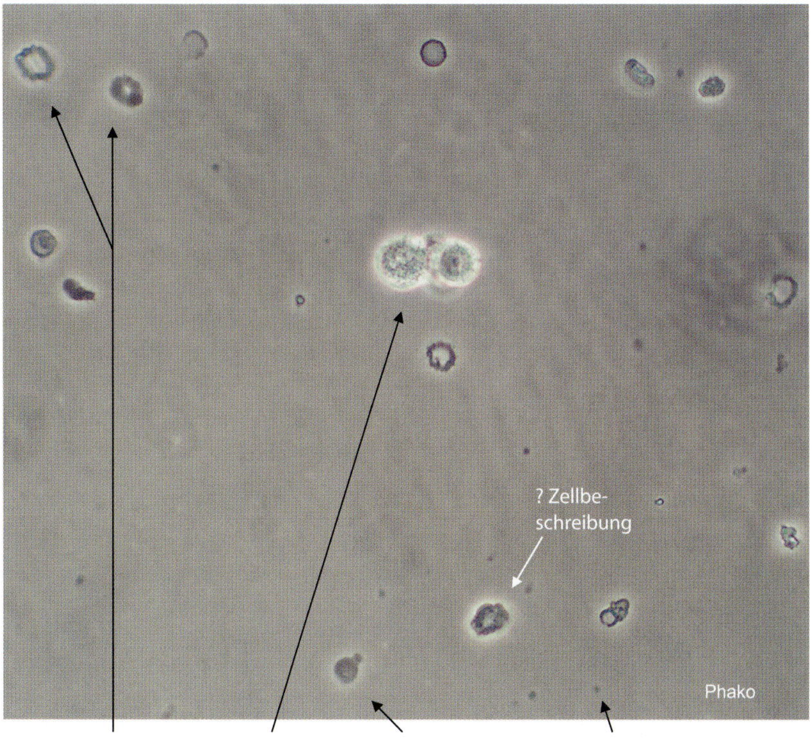

Abb. 12.13 Dysmorphe Hämaturie II

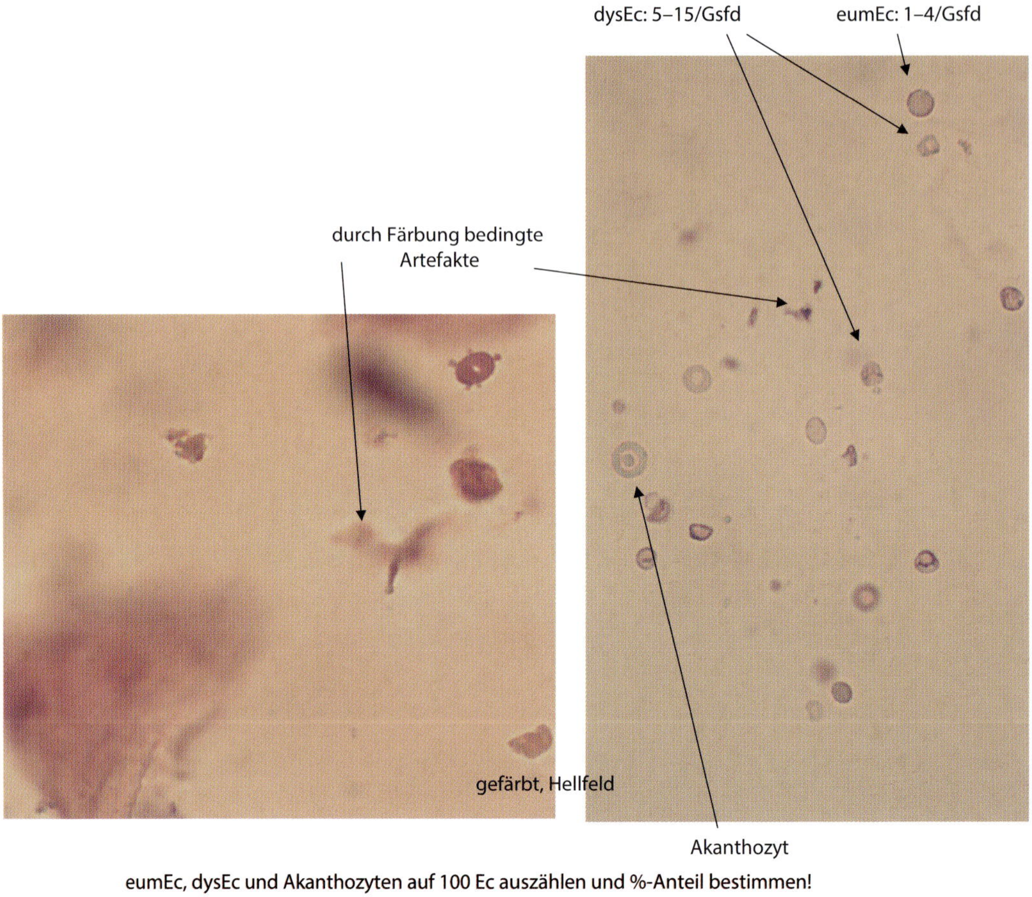

Abb. 12.14 Dysmorphe Hämaturie III (angefärbt mit KOVA®-Farbreagenz)

12.1.11 Hefezellen und eumorphe Hämaturie (◘ Abb. 12.15)

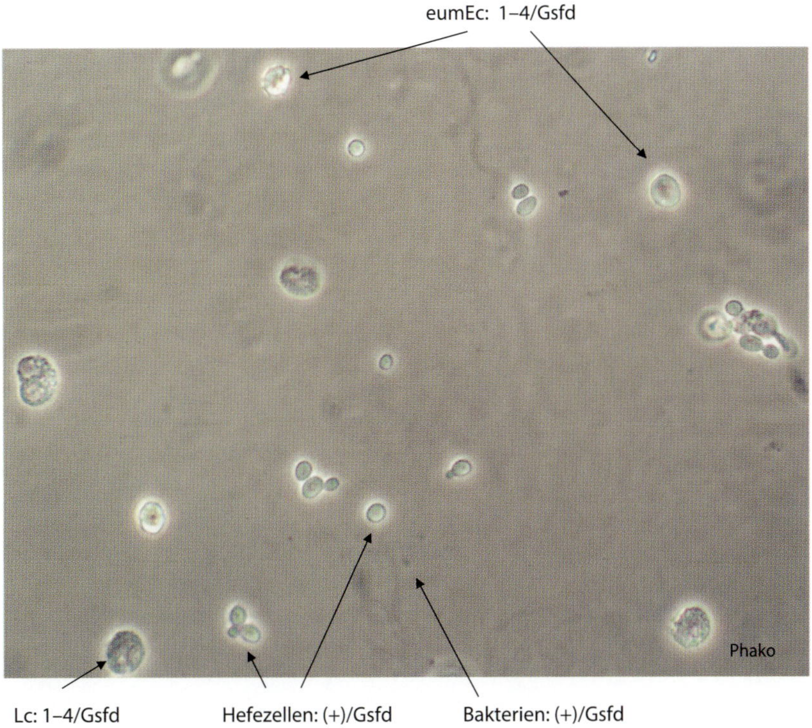

◘ **Abb. 12.15** Hefezellen und eumorphe Hämaturie

12.1.12 Hefezellen, Pilzfäden und Kristallurie (◘ Abb. 12.16)

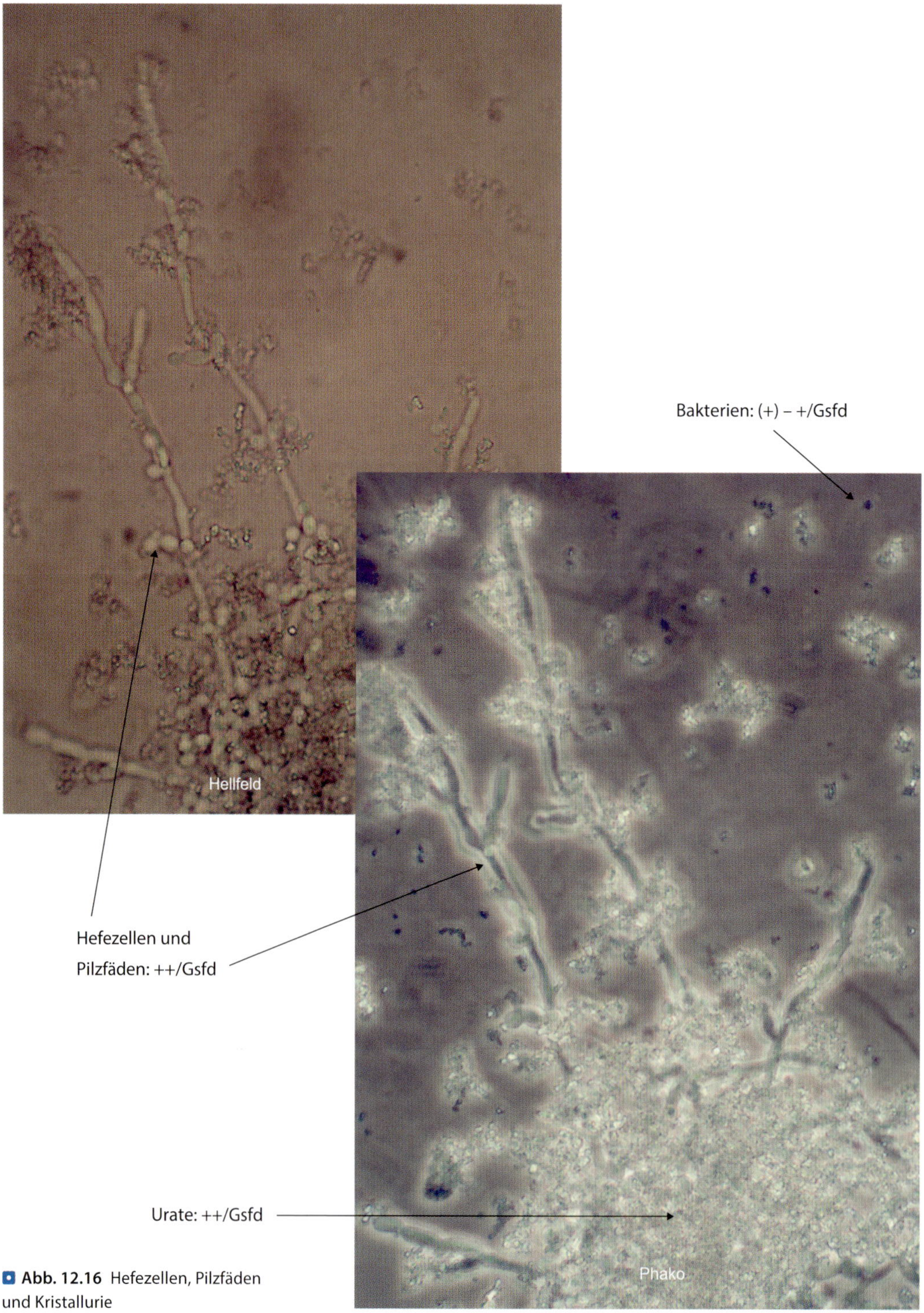

◘ **Abb. 12.16** Hefezellen, Pilzfäden und Kristallurie

12.2 Befundung

- **Übungen zur Befundung des mikroskopischen Urinsedimentbildes**

Inhalte des Befunds

- Wesentlicher Grundbestandteil eines Urinsedimentbefunds ist der Basisbefund. Hier werden quantitative Aussagen zu den eumorphen Erythrozyten, Leukozyten, Plattenepithelien und Bakterien formuliert.
- Ergänzt wird der Basisbefund durch die quantitativen Angaben aller weiteren mikroskopisch gesehenen Urinsedimentbestandteile sowie durch die Aufsummierung der in 20–30 Gesichtsfeldern erfassten jeweiligen Zylinder.
- Kommen dysmorphe Erythrozyten/Akanthozyten vor, so wird ihr prozentualer Anteil bestimmt, indem eumorphe und dysmorphe Erythrozyten sowie Akanthozyten auf insgesamt 100 Erythrozyten ausgezählt werden.
- Atypisch aussehende Zellen, die nicht weiter zugeordnet werden können, erhalten eine Zellbeschreibung.
- Auf die Angaben von Artefakten und Schleim kann verzichtet werden.

12.2.1 Befundungsblatt Urinstatus (Abb. 12.17; Abb. 12.18)

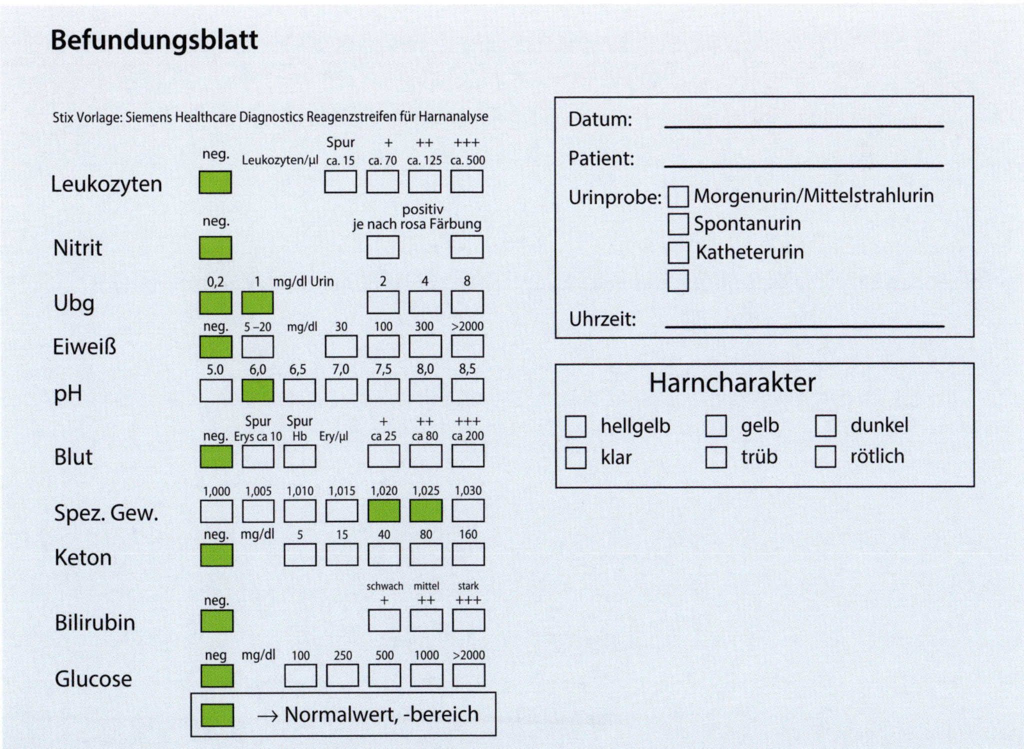

Befundungsblatt

Stix Vorlage: Siemens Healthcare Diagnostics Reagenzstreifen für Harnanalyse

Leukozyten	neg.	Leukozyten/µl		Spur ca. 15	+ ca. 70	++ ca. 125	+++ ca. 500
Nitrit	neg.				positiv je nach rosa Färbung		
Ubg	0,2	1 mg/dl Urin			2	4	8
Eiweiß	neg.	5–20	mg/dl	30	100	300	>2000
pH	5.0	6,0	6,5	7,0	7,5	8,0	8,5
Blut	neg.	Spur Erys ca 10	Spur Hb	Ery/µl	+ ca 25	++ ca 80	+++ ca 200
Spez. Gew.	1,000	1,005	1,010	1,015	1,020	1,025	1,030
Keton	neg.	mg/dl	5	15	40	80	160
Bilirubin	neg.				schwach +	mittel ++	stark +++
Glucose	neg	mg/dl	100	250	500	1000	>2000

→ Normalwert, -bereich

Datum:
Patient:
Urinprobe: ☐ Morgenurin/Mittelstrahlurin ☐ Spontanurin ☐ Katheterurin ☐
Uhrzeit:

Harncharakter
☐ hellgelb ☐ gelb ☐ dunkel
☐ klar ☐ trüb ☐ rötlich

Abb. 12.17 Befundungsblatt: Harnchemie mittels Teststreifen (Stix-Vorlage mit freundl. Genehmigung von Siemens Healthcare Diagnostics)

x: gehört zum Basisbefund

Zellen:	*Angabe pro Gsfd*	*Beurteilung*		*Beurteilung*
x Eumorphe Erythrozyten				
Dysmorphe Erythrozyten			%Anteil →	
Akanthozyten			%Anteil →	
x Leukozyten				
Histiozyten				
x Plattenepithelien				
Übergangs-, geschw. Epith.				
Tiefe Urothelzellen				
Nierenepithelien				
Fettkörnchenzellen				
atypische Zellen*				
Spermien				

Zylinder:	*Angabe aller aGsfd*	
Hyaline Zylinder		
Granulierte Zylinder		
Wachszylinder		
Epithelzylinder		
Erythrozytenzylinder		
Leukozytenzylinder		
Fettzylinder		
Fettkörnchenzellzylinder		
Hb-, Myoglobinzylinder		

Mikroorganismen:	*Angabe pro Gsfd*	
x Bakterien		
Hefepilze		
Trichomonaden		

Kristalle:	*Angabe pro Gsfd*	*Beurteilung*
Harnsäure-Kristalle		
Urate		
Ammoniumurate		
Amorphe Erdalkalkaliphosphate		
Tripelphosphate		
Calcium-Oxalate		
Cholesterin		
Cystin		
Tyrosin		
Leucin		

andere Bestandteile:		
Medikamenten-Kristalle		
Verunreinigungen		
sonstige Artefakte		
Fetttropfen		

*__Zellbeschreibung:__ einzeln/im Verband/Anisozytose d. Zellen ___ Kern-Zytoplasma-Verhältnis: ______________Kerngestalt/Nukleolen

______________ Zellgröße/Kerngröße ______________________________ Vakuolen, Granula, sonst. Einschlüsse __________

____

Abb. 12.18 Befundungsblatt: Urinsediment mit Hinweis auf den Basisbefund

Im Folgenden kann die Befundung der mikroskopischen Urinsedimentbilder geübt werden.

12.2.2 Eumorphe Hämaturie (Abb. 12.19)

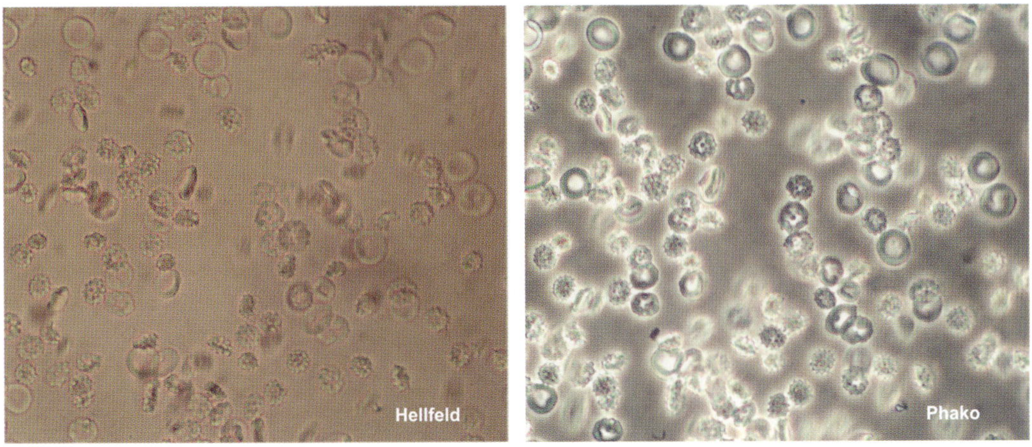

eumEc: >50	/Gsfd	Plepi: 0–1	/Gsfd
dysEc:	/Gsfd	Bakt: (+)	/Gsfd
Lc: 0–1	/Gsfd		

Abb. 12.19 Eumorphe Hämaturie

12.2.3 Eumorphe Hämaturie und Kristallurie (Abb. 12.20)

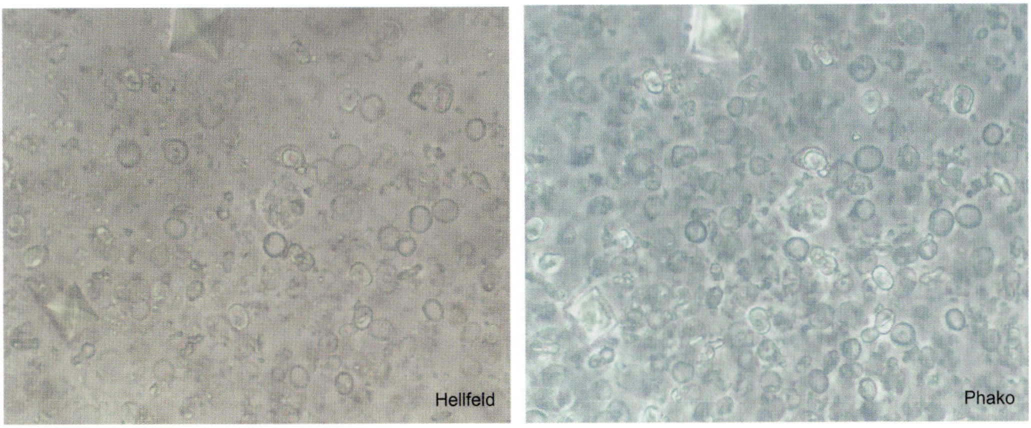

eumEc: >50	/Gsfd	Plepi: 0–1	/Gsfd
dysEc: –	/Gsfd	Bakt: +	/Gsfd
Lc: 1–4	/Gsfd	Ca-Oxa: (+) – +	/Gsfd

Abb. 12.20 Eumorphe Hämaturie und Kristallurie

12.2.4 Dysmorphe Hämaturie (▫ Abb. 12.21)

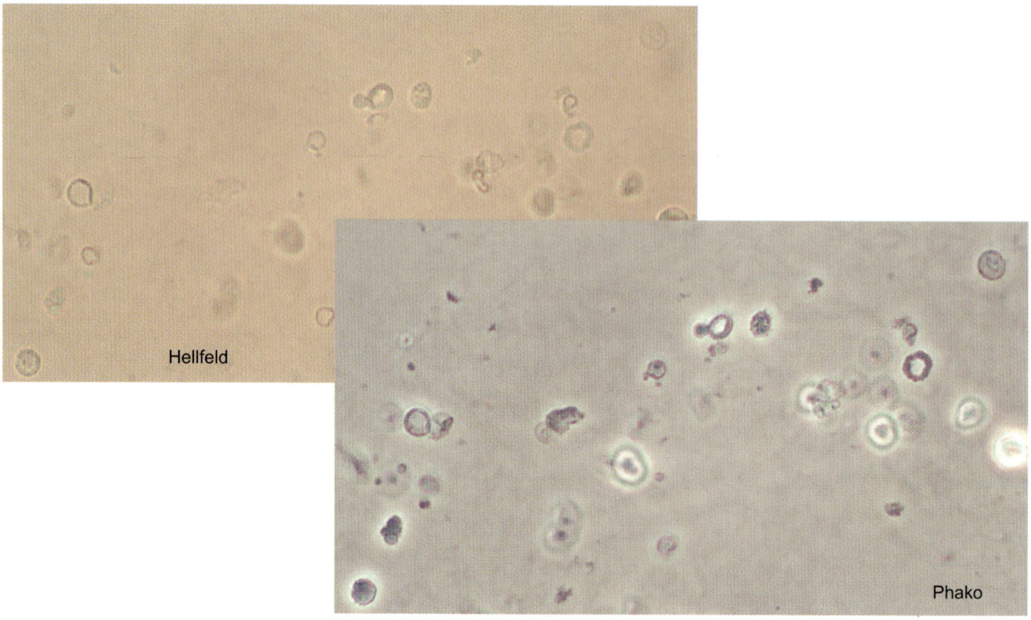

eumEc: 0–1	/Gsfd	Plepi: 0–1	/Gsfd
dysEc: 5–15	/Gsfd	Bakt: (+)	/Gsfd
Akantho: 1	/Gsfd	Lc: 0–1	/Gsfd

eumEc, dysEc und Akanthozyten auf 100 Ec auszählen und %-Anteil bestimmen!

▫ **Abb. 12.21** Dysmorphe Hämaturie

12.2.5 Dysmorphe Hämaturie mit Erythrozytenzylinder (Abb. 12.22)

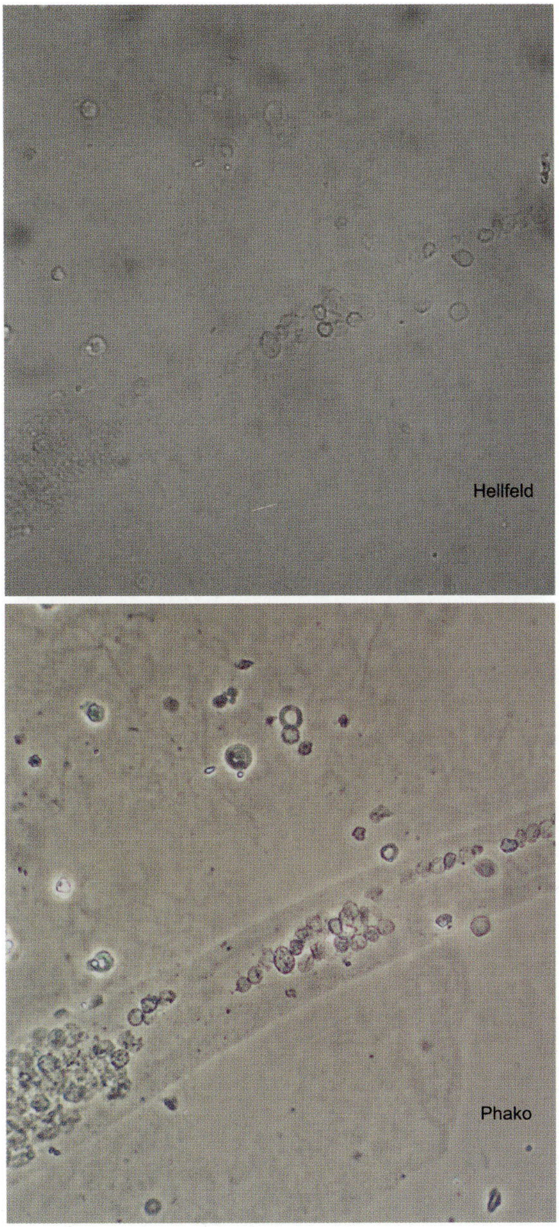

eumEc: 0–1	/Gsfd	Plepi: 0–1	/Gsfd
dysEc: 5–15	/Gsfd	Bakt: (+)	/Gsfd
Lc: 0–1	/Gsfd	EcZyl: 1	/aGsfd

eumEc, dysEc und Akanthozyten auf 100 Ec auszählen und %-Anteil bestimmen!

Abb. 12.22 Dysmorphe Hämaturie mit Erythrozytenzylinder

12.2.6 Dysmorphe Hämaturie und Fettkörnchenzellen (▫ Abb. 12.23)

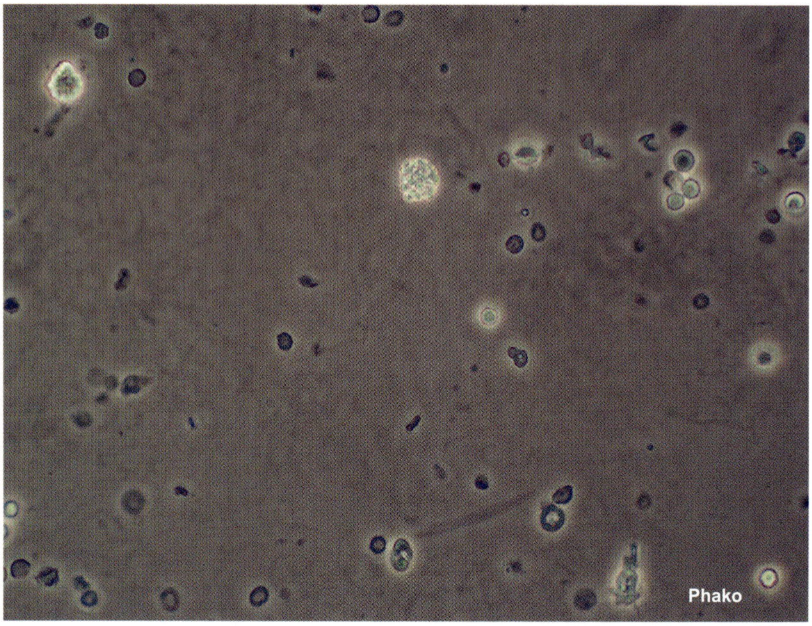

eumEc: 1–4	/Gsfd	Plepi: 0–1	/Gsfd
dysEc: 15–50	/Gsfd	Bakt: (+)	/Gsfd
Lc: 0–1	/Gsfd	Fettközl: 0–1	/Gsfd

eumEc, dysEc und Akanthozyten auf 100 Ec auszählen und %-Anteil bestimmen!

▫ **Abb. 12.23** Dysmorphe Hämaturie und Fettkörnchenzellen

12.2.7 Hefezellen, Pilzfäden und Leukozyturie (▪ Abb. 12.24)

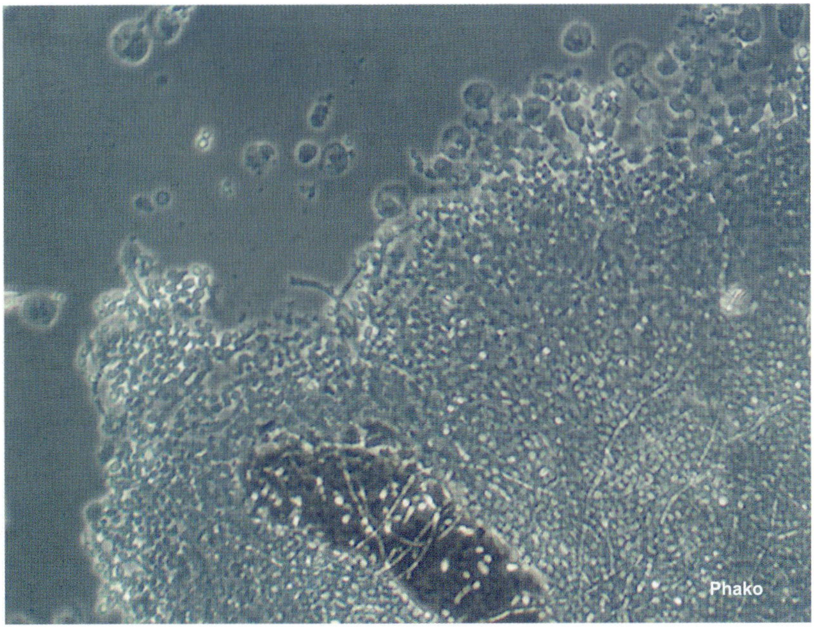

eumEc: 0–1	/Gsfd	Plepi: 0–1	/Gsfd
dysEc: –	/Gsfd	Bakt: (+)	/Gsfd
Lc: 15–50	/Gsfd	Hefezel +++	/Gsfd

▪ **Abb. 12.24** Hefezellen, Pilzfäden und Leukozyturie

12.2.8 Hefezellen mit Chlamydosporen (Abb. 12.25)

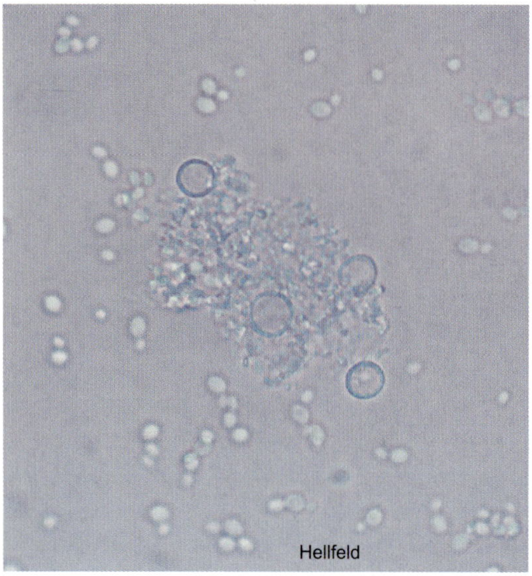

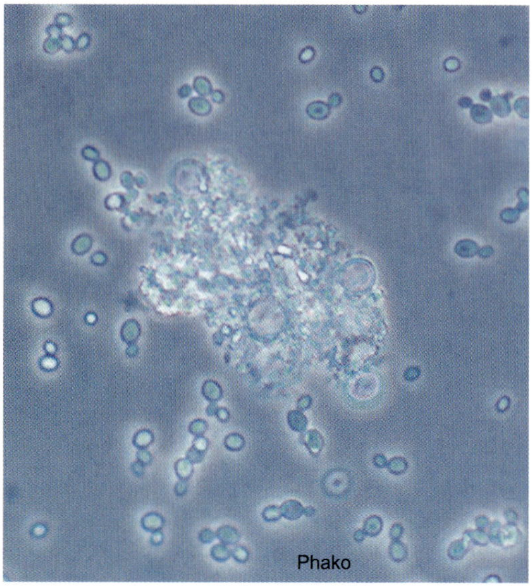

eumEc: 0–1	/Gsfd	Plepi: 0–1	/Gsfd
dysEc: –	/Gsfd	Bakt: (+)	/Gsfd
Lc: 0–1	/Gsfd	Hefezellen: ++ mit 4 Chlamydosporen	/Gsfd

Abb. 12.25 Hefezellen mit Chlamydosporen

12.2.9 Hefezellen und Leukozyturie (Abb. 12.26)

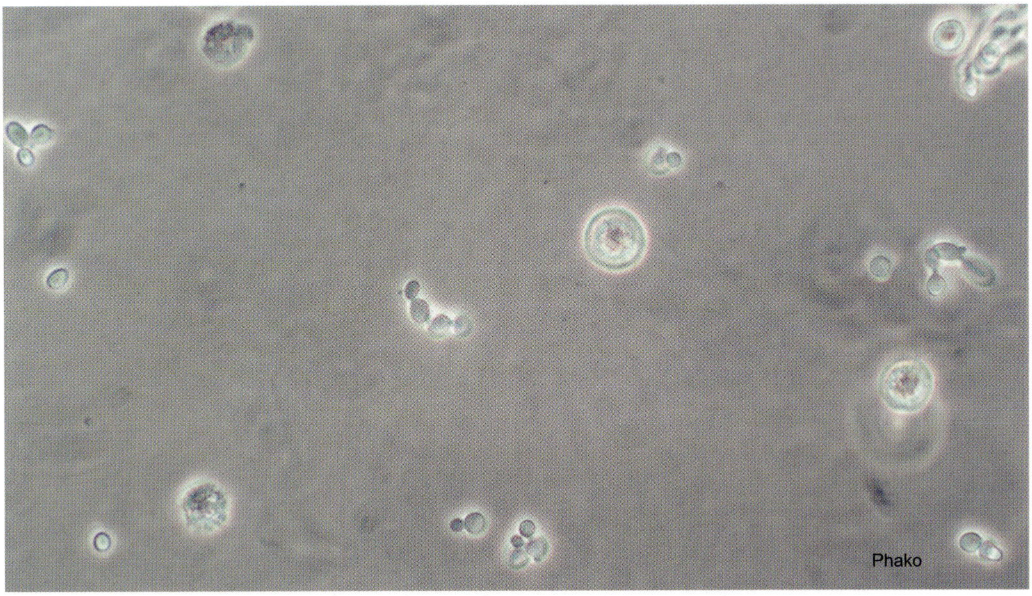

eumEc: 0–1	/Gsfd	Plepi: 0–1	/Gsfd
dysEc: –	/Gsfd	Bakt: (+)	/Gsfd
Lc: 1–4	/Gsfd	Hefezellen: (+)	/Gsfd

Abb. 12.26 Hefezellen und Leukozyturie

12.2.10 Hefezellen und Pilzfäden (Abb. 12.27)

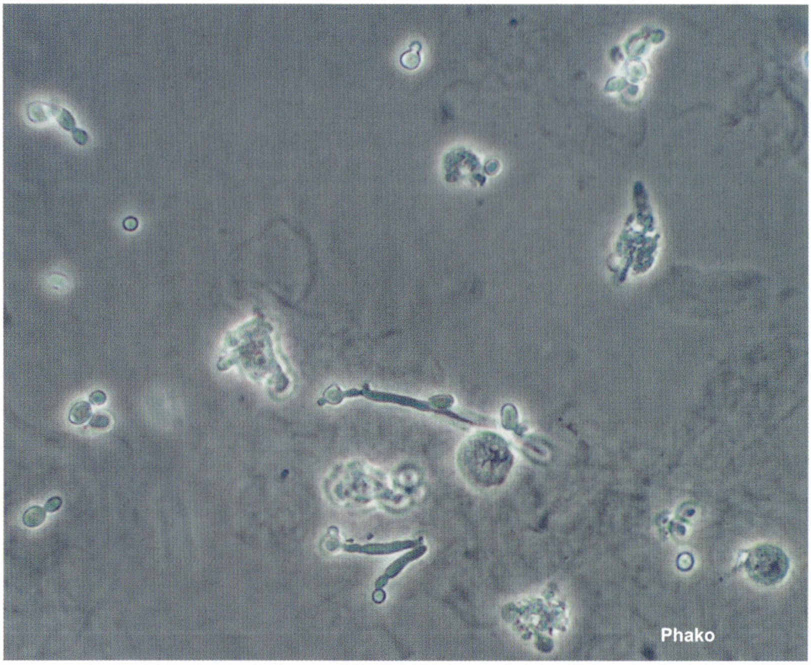

eumEc: 0–1	/Gsfd	Plepi: 0–1	/Gsfd
dysEc: –	/Gsfd	Bakt: (+)	/Gsfd
Lc: 1–4	/Gsfd	Hefezel: + Pilzfäden	/Gsfd

Abb. 12.27 Hefezellen und Pilzfäden

12.2.11 Hefezellen (Abb. 12.28)

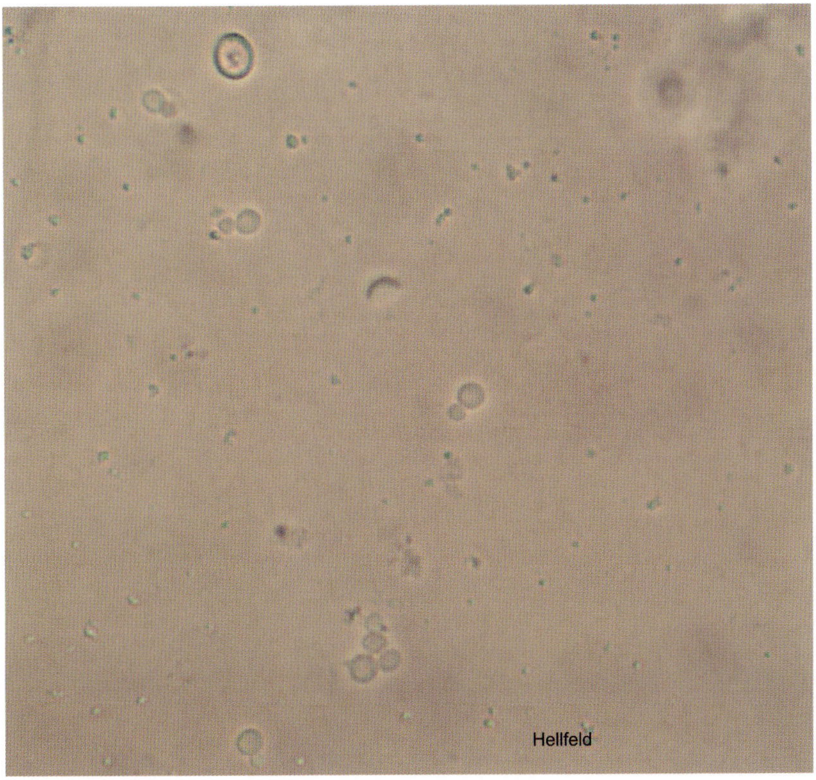

eumEc: 0–1	/Gsfd	Plepi: 0–1	/Gsfd	Hefezellen: (+)	/Gsfd
dysEc: –	/Gsfd	Bakt: +	/Gsfd		
Lc: 0–1	/Gsfd	Ca-Oxa (rund): (+)	/Gsfd		

Abb. 12.28 Hefezellen

12.2.12 Leukozyturie (Abb. 12.29)

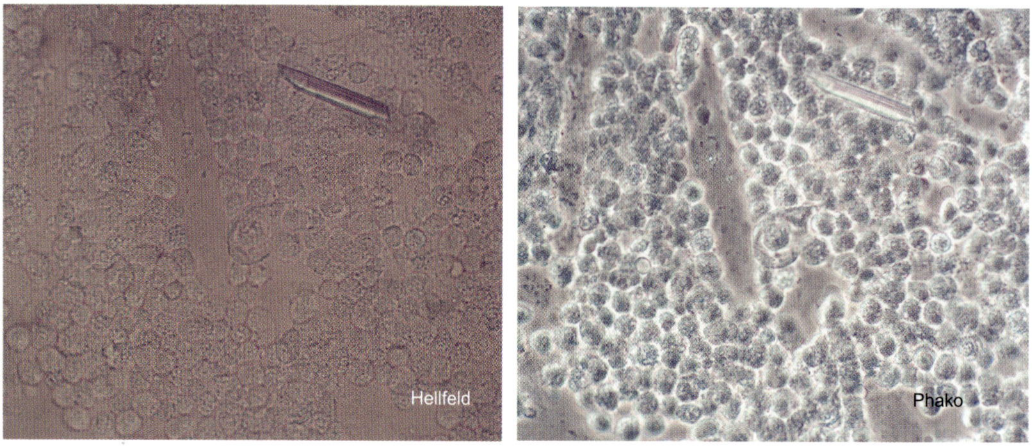

eumEc: 1–4	/Gsfd	Plepi: 1–4	/Gsfd
dysEc: –	/Gsfd	Bakt: (+)	/Gsfd
Lc: >50	/Gsfd	Artefakte: (+)	/Gsfd

Abb. 12.29 Leukozyturie

12.2.13 Leukozyturie mit eumorpher Hämaturie (◘ Abb. 12.30)

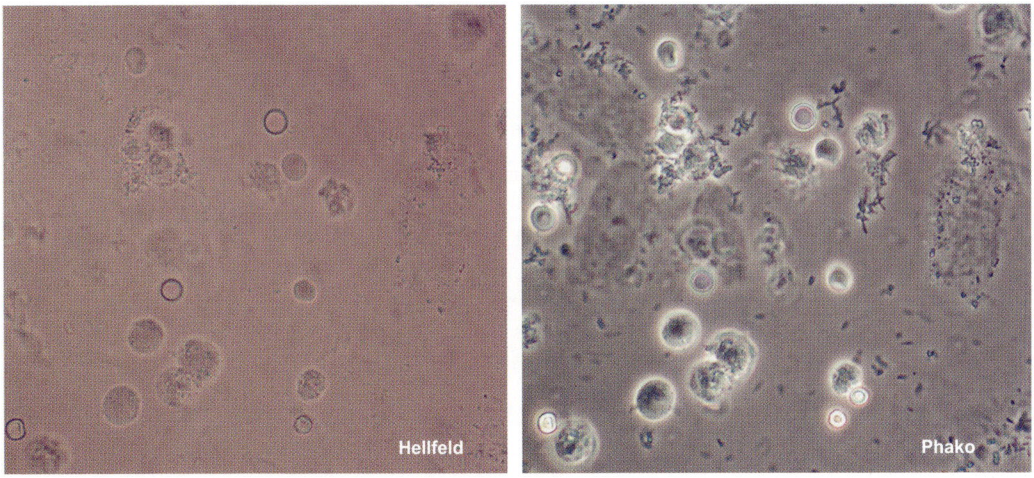

eumEc: 5–15	/Gsfd	Plepi: 0–1	/Gsfd
dysEc: –	/Gsfd	Bakt: + – ++	/Gsfd
Lc: 5–15	/Gsfd	HyalZyl: 27	/aGsfd

◘ **Abb. 12.30** Leukozyturie mit eumorpher Hämaturie

12.2.14 Leukozyturie mit tiefen Urothelzellen (◘ Abb. 12.31)

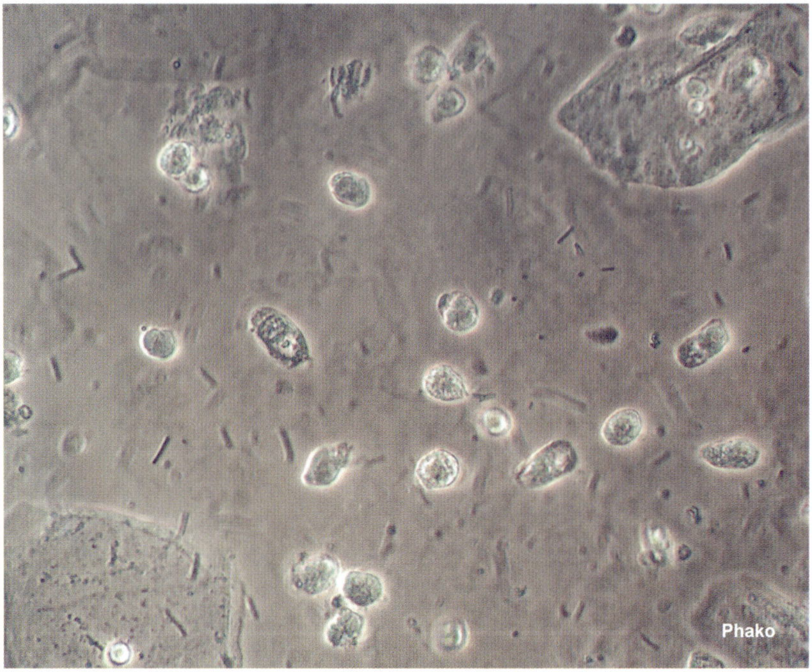

eumEc: 1–4	/Gsfd	Plepi: 1–4	/Gsfd
dysEc: –	/Gsfd	Bakt: + – ++	/Gsfd
Lc: 5–15	/Gsfd	Tiefe Urothz: 1–4	/Gsfd

◘ **Abb. 12.31** Leukozyturie mit tiefen Urothelzellen

12.2.15 Leukozyturie – alte Urinprobe (Abb. 12.32)

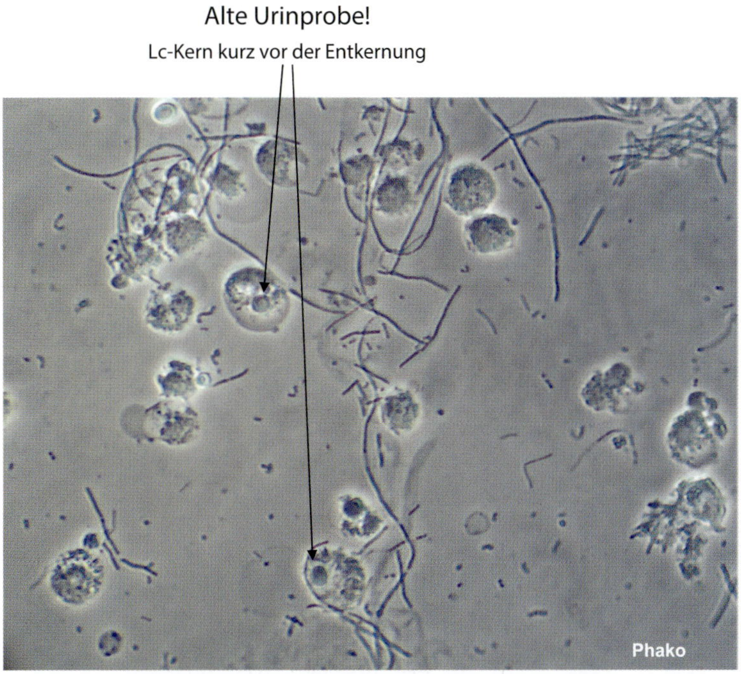

eumEc: 1–4	/Gsfd	Plepi: 0–1	/Gsfd
dysEc: –	/Gsfd	Bakt: + – ++	/Gsfd
Lc: 15–50	/Gsfd		

Abb. 12.32 Leukozyturie – alte Urinprobe!

12.2.16 Bakteriurie (Abb. 12.33; Abb. 12.34)

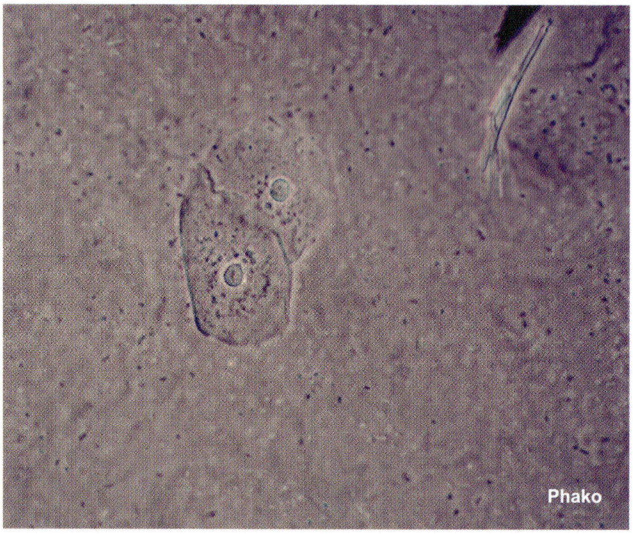

eumEc: 0–1	/Gsfd	Plepi: 1–4	/Gsfd
dysEc: –	/Gsfd	Bakt: +++	/Gsfd
Lc: 0–1	/Gsfd	Artefakte: (+)	/Gsfd

Abb. 12.33 Bakteriurie I

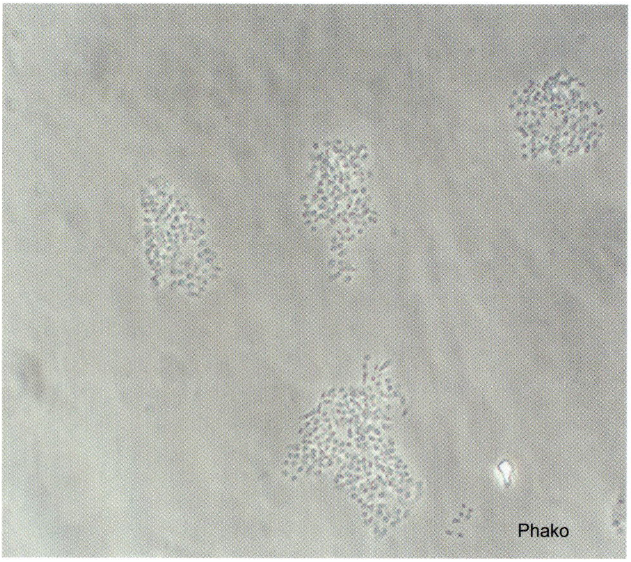

eumEc: 0–1	/Gsfd	Plepi: 0–1	/Gsfd
dysEc: –	/Gsfd	Bakt (in Haufen): +–++	/Gsfd
Lc: 0–1	/Gsfd		

Abb. 12.34 Bakteriurie II

12.2.17 Bakteriurie und Leukozyturie (Abb. 12.35)

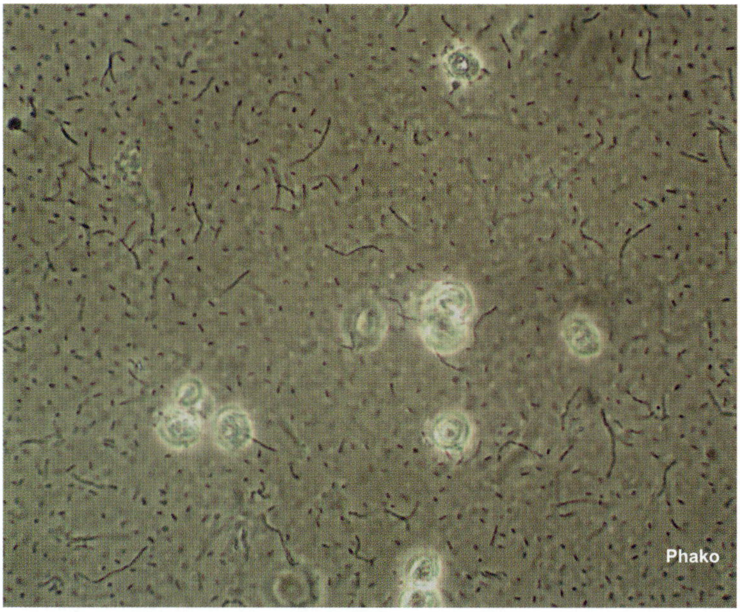

eumEc: 0–1	/Gsfd	Plepi: 0–1	/Gsfd
dysEc: –	/Gsfd	Bakt: +++	/Gsfd
Lc: 5–15	/Gsfd		

Abb. 12.35 Bakteriurie und Leukozyturie

12.2.18 Bakteriurie und eumorphe Hämaturie (◘ Abb. 12.36)

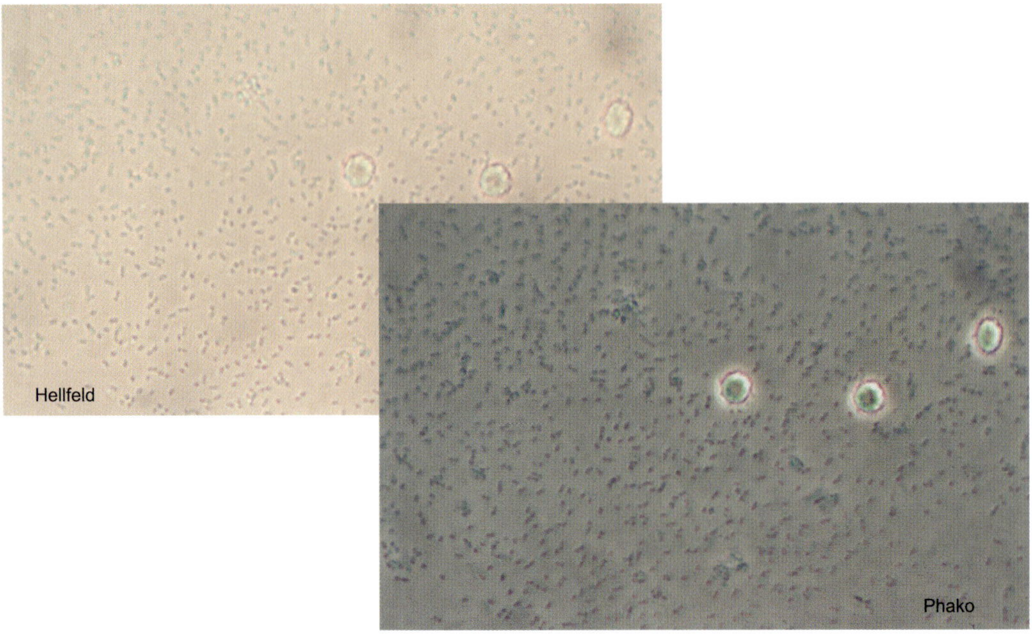

eumEc: 1–4	/Gsfd	Plepi: 0–1	/Gsfd
dysEc: –	/Gsfd	Bakt: ++	/Gsfd
Lc: 0–1	/Gsfd		

◘ **Abb. 12.36** Bakteriurie und eumorphe Hämaturie

12.2.19 Bakteriurie und Kristallurie (Abb. 12.37)

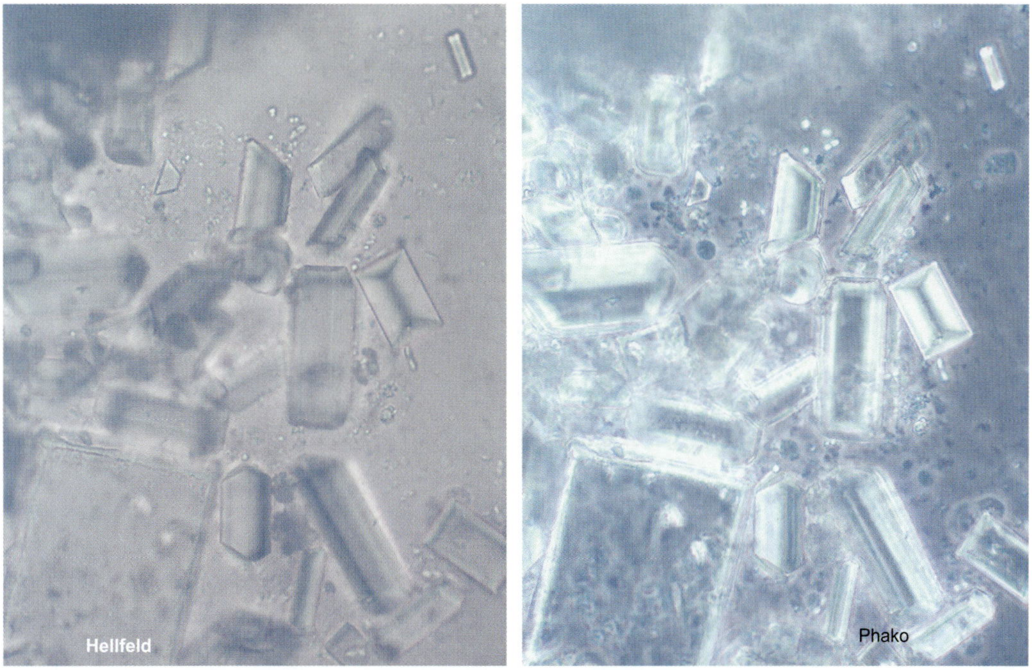

eumEc: 0–1	/Gsfd	Plepi: 0–1	/Gsfd
dysEc: –	/Gsfd	Bakt: ++	/Gsfd
Lc: 0–1	/Gsfd	Tripelphosphate: +++	/Gsfd

Abb. 12.37 Bakteriurie und Kristallurie

12.2.20 Kristallurie (◘ Abb. 12.38; ◘ Abb. 12.39)

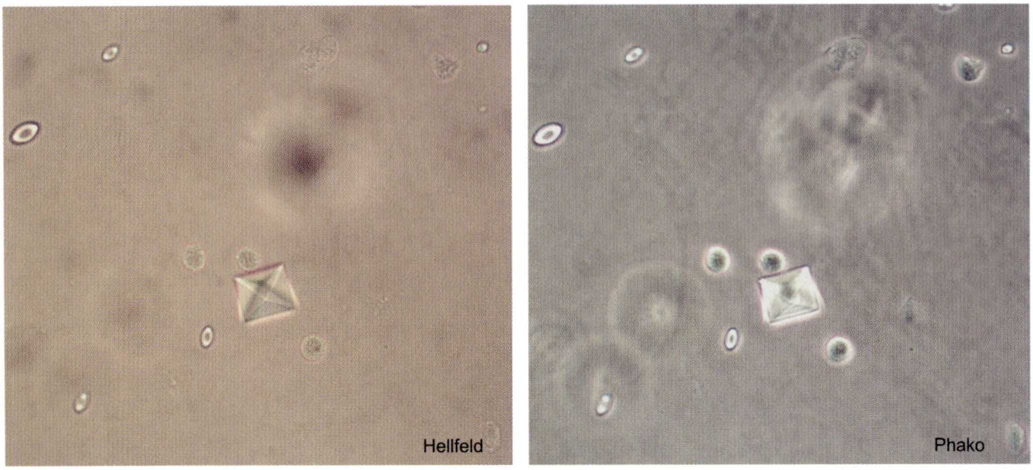

eumEc: 0–1	/Gsfd	Plepi: 0–1	/Gsfd
dysEc: –	/Gsfd	Bakt: (+)	/Gsfd
Lc: 1–4	/Gsfd	Ca-Oxalate: +	/Gsfd

◘ **Abb. 12.38** Kristallurie I

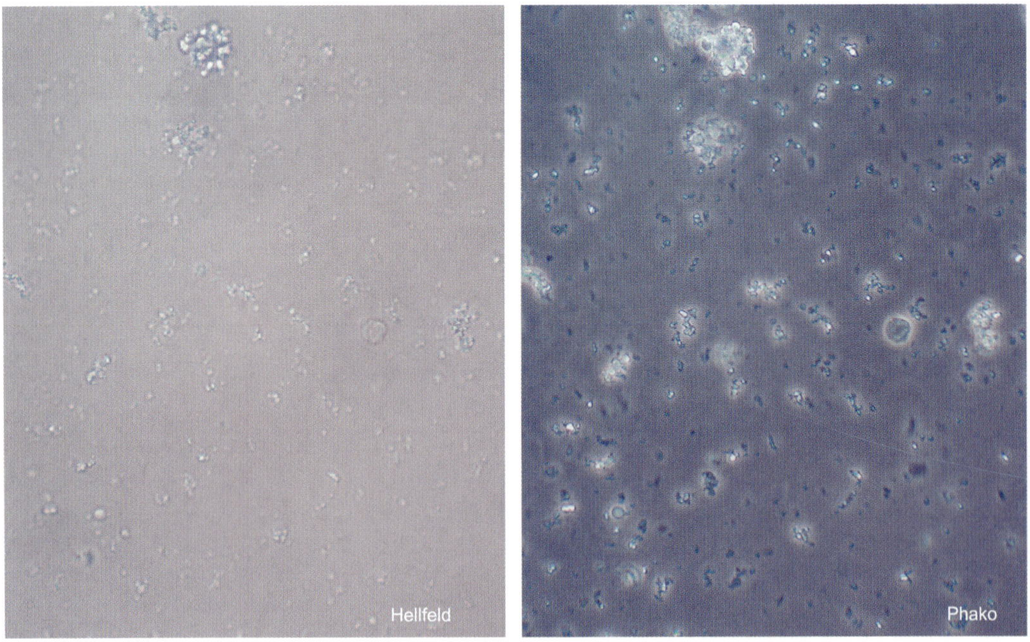

eumEc: 0–1	/Gsfd	Plepi: 0–1	/Gsfd
dysEc: –	/Gsfd	Bakt: +	/Gsfd
Lc: 0–1	/Gsfd	Erdalkaliph: +	/Gsfd

pH = 8

◘ **Abb. 12.39** Kristallurie II

12.2.21 Lipidurie mit Lipidzylinder (gefärbt) (◘ Abb. 12.40)

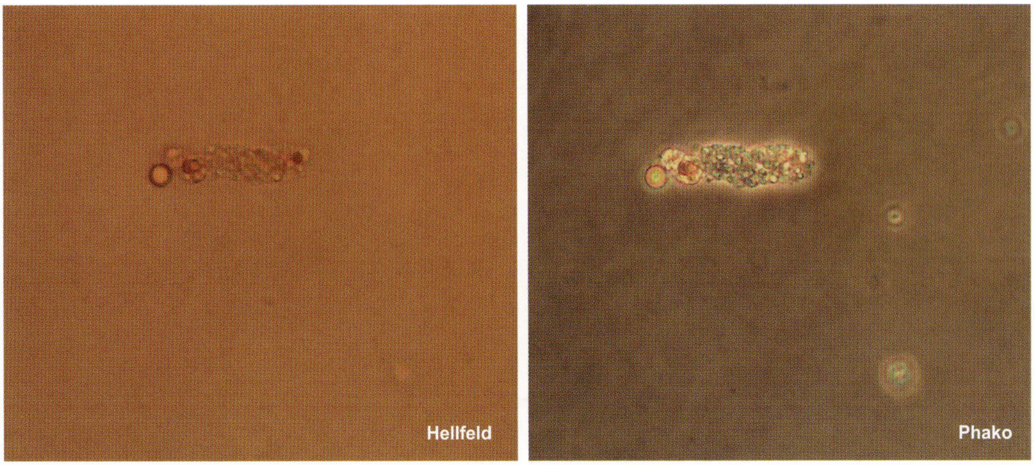

Fettfärbung

eumEc: 0–1	/Gsfd	Plepi: 0–1	/Gsfd
dysEc: –	/Gsfd	Bakt: (+)	/Gsfd
Lc: 0–1	/Gsfd	FettZyl: 12	/aGsfd

Proteinurie: +++ !!

◘ **Abb. 12.40** Lipidurie mit Lipidzylinder (gefärbt)

12.2.22 Lipidurie mit Fettkörnchenzellzylinder (ungefärbt) (◘ Abb. 12.41)

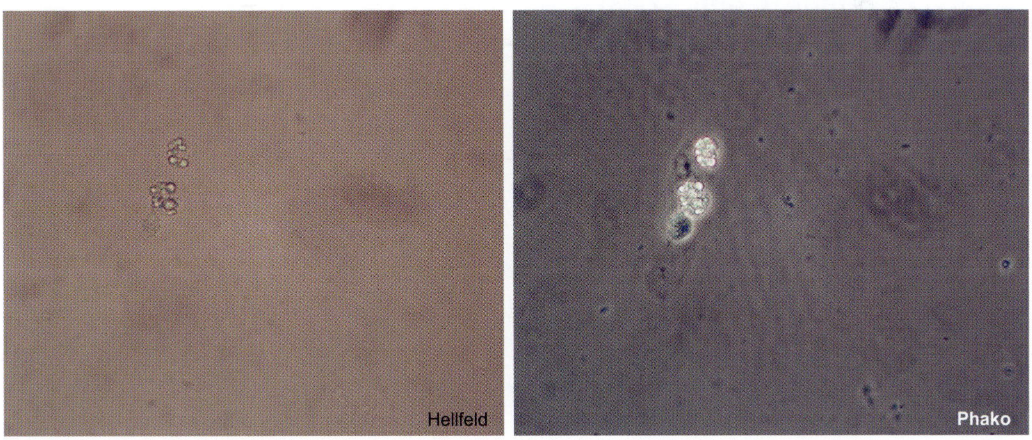

eumEc: 0–1	/Gsfd	Plepi: 0–1	/Gsfd
dysEc: –	/Gsfd	Bakt: (+)	/Gsfd
Lc: 0–1	/Gsfd	FettközlZyl: 10	/aGsfd

Proteinurie: +++ !!

◘ **Abb. 12.41** Lipidurie mit Fettkörnchenzellzylinder (ungefärbt)

12.2.23 Epithelzylinder (Abb. 12.42)

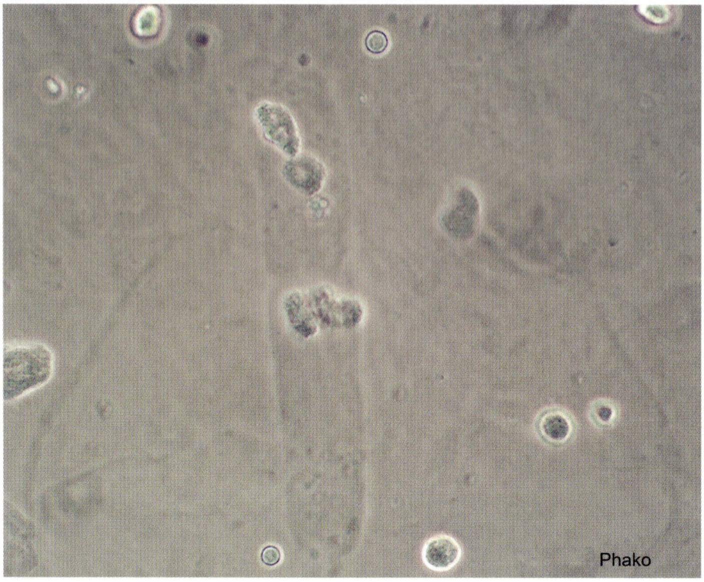

eumEc: 1–4	/Gsfd	Plepi: 0–1	/Gsfd
dysEc: –	/Gsfd	Bakt: (+)	/Gsfd
Lc: 1–4	/Gsfd	EpithZyl: 2	/aGsfd

Abb. 12.42 Epithelzylinder

12.2.24 Zylindurie (Abb. 12.43)

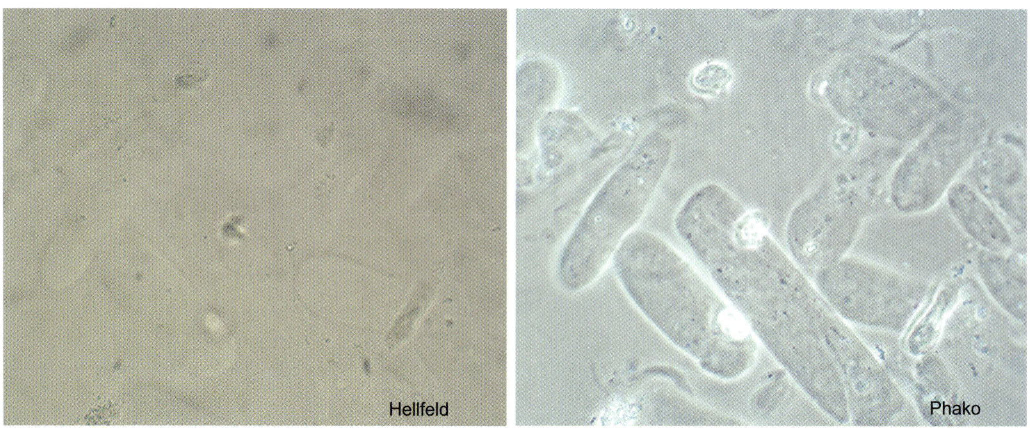

eumEc: 0–1	/Gsfd	Plepi: 0–1	/Gsfd
dysEc: –	/Gsfd	Bakt: (+)	/Gsfd
Lc: 0–1	/Gsfd	hyalZyl: 110	/aGsfd

Abb. 12.43 Zylindurie

12.2.25 Trichomonaden (Abb. 12.44)

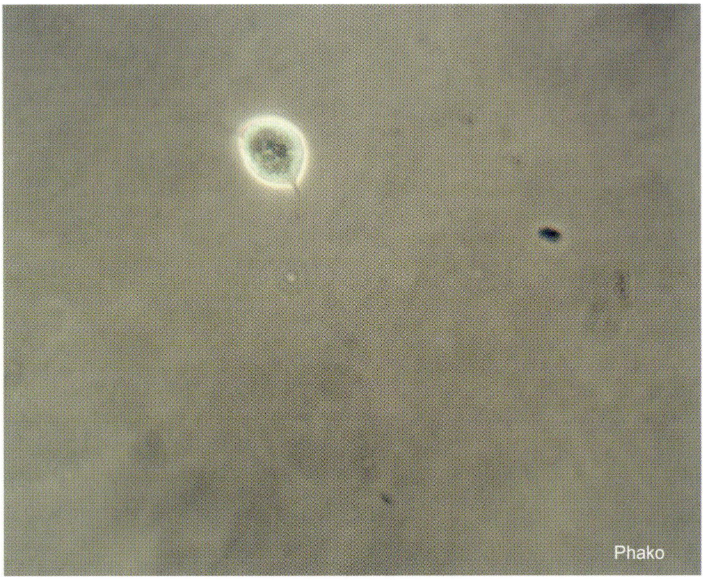

Im Nativharn, ohne Zentrifugation!

eumEc: 0–1	/Gsfd	Plepi: 0–1	/Gsfd
dysEc: –	/Gsfd	Bakt: (+)	/Gsfd
Lc: 0–1	/Gsfd	Trichomonaden: +	/Gsfd

Abb. 12.44 Trichomonaden

12.2.26 Normalbefund (Abb. 12.45)

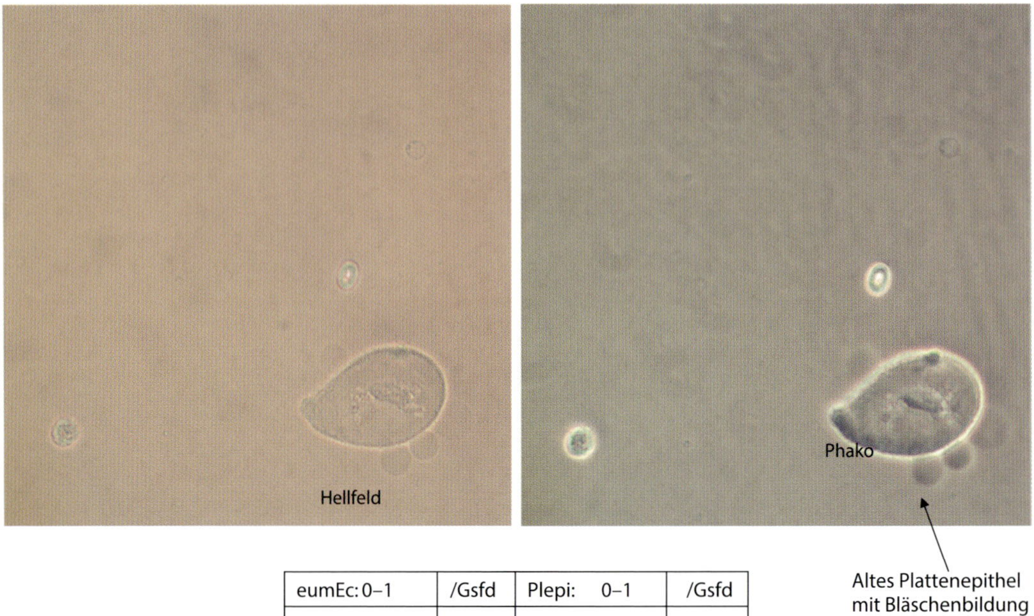

eumEc: 0–1	/Gsfd	Plepi: 0–1	/Gsfd
dysEc: –	/Gsfd	Bakt: (+)	/Gsfd
Lc: 0–1	/Gsfd	Ca-Oxa: (+)	/Gsfd

Abb. 12.45 Normalbefund

Teil 4

Kapitel 13 Urinsediment-Quiz – 149

Urinsediment-Quiz

13.1 Sammelbild aller Urinsedimentbestandteile – 150

13.2 Zuordnung aller Urinsedimentbestandteile – 151

13.3 Übungsblatt zum Ausfüllen – 152

13.4 Was ist was? Bakteriurie und/oder Kristallurie? – 153

13.4.1 Auflösung – 154

13.5 Was ist was? Hämaturie? – 155

13.5.1 Auflösung – 156

13.6 Was ist was? – 157

13.6.1 Auflösung – 158

13.7 Was ist was? – 159

13.7.1 Auflösung – 160

13.8 Was ist was? – 161

13.8.1 Auflösung – 162

13.9 Richtige mikroskopische Ebene? – 163

13.9.1 Auflösung – 163

13.10 Schematische Urinsedimentbilder – Quiz – 164

13.10.1 Zelluläre Bestandteile – 164

13.10.2 Epithelien – 165

13.10.3 Zylinder – 166

13.10.4 Kristalle – 167

13.1 Sammelbild aller Urinsedimentbestandteile (▫ Abb. 13.1)

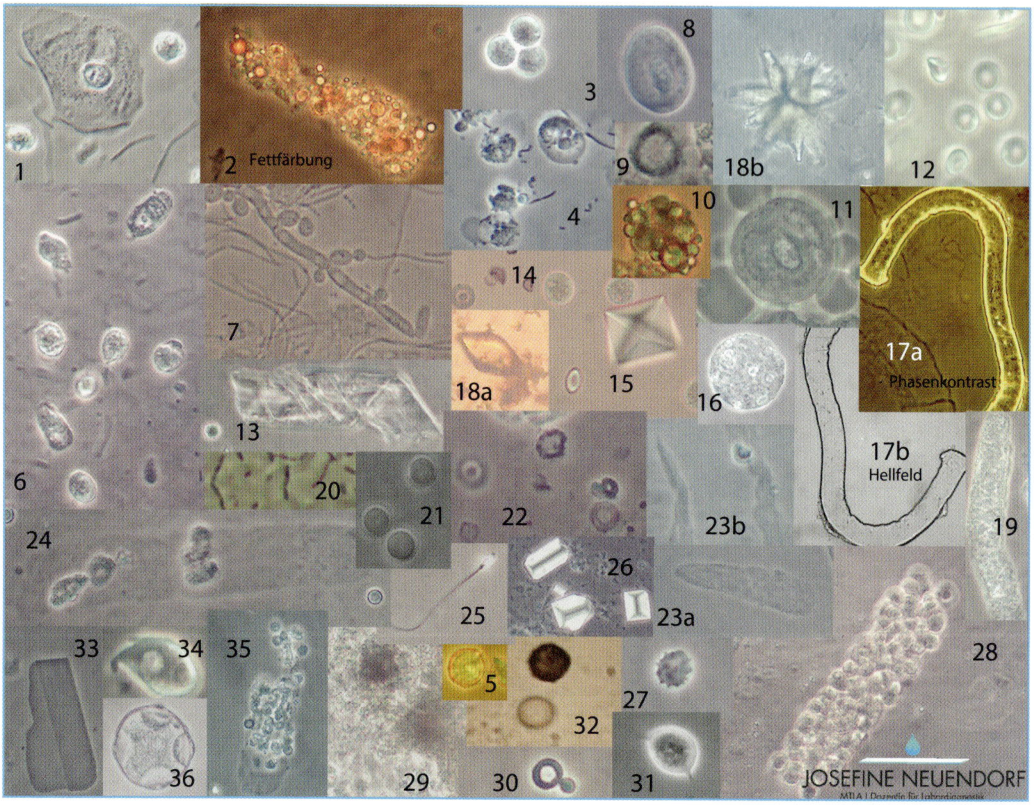

▫ **Abb. 13.1** Sammelbild aller Urinsedimentbestandteile

13.2 Zuordnung aller Urinsedimentbestandteile (Abb. 13.2)

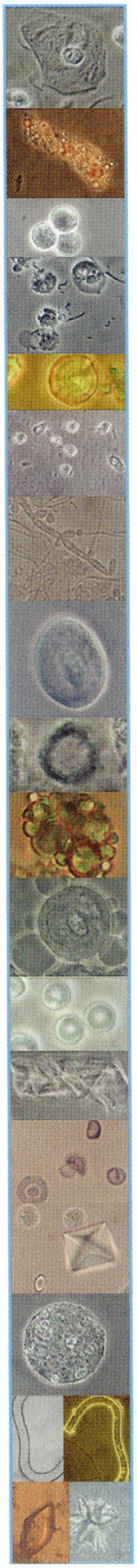

1. Plattenepithel, Lc, Bakt.
2. Fettzylinder gefärbt
3. Lc
4. Alte Lc, Bakterien
5. Leucin
6. Tiefe Urothelzellen, Lc, Ec
7. Hefezellen, Pilzfäden
8. Übergangsepithel
9. Nierenepithel
10. Fettkörnchenzelle
11. Alte Epithelzelle
12. Eumorphe Erythrozyten
13. Artefakt
14. Dysmorphe Ec gefärbt
15. Ca-Oxalat oval u. eckig, Lc
16. Histiozyt
17. a+b Wachszylinder
18. a+b Harnsäurekristalle

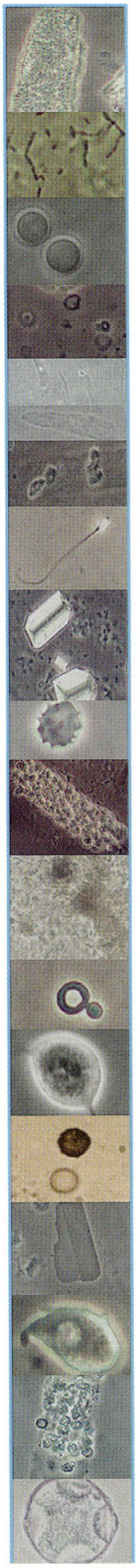

19. Granulierter Zylinder
20. Bakterien
21. Eumorphe Ec »Blutschatten«
22. Dysmorphe Ec
23. a) Hyl. Zyl. b) Schleimfäden
24. Epithelzylinder
25. Spermium
26. Tripelphosphate
27. Eumorpher Ec »Stechapfel«
28. Lc-Zylinder
29. Urate
30. Akanthozyt
31. Trichomonade
32. Ammoniumurat, Ec
33. Cholesterin
34. Übergangsepithel geschwänzt
35. Erythrozytenzylinder
36. Pollen

Abb. 13.2 Zuordnung aller Urinsedimentbestandteile

13.3 Übungsblatt zum Ausfüllen (◘ Abb. 13.3)

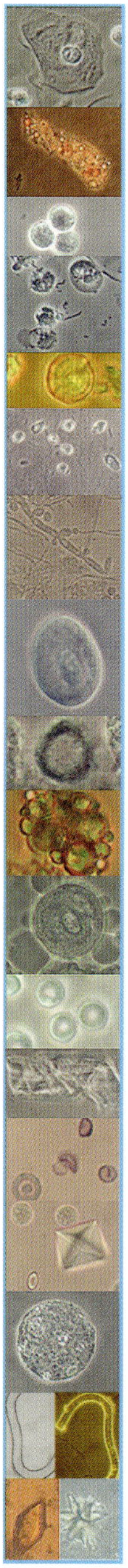

1. ____________________
2. ____________________
3. ____________________
4. ____________________
5. ____________________
6. ____________________
7. ____________________
8. ____________________
9. ____________________
10. ____________________
11. ____________________
12. ____________________
13. ____________________
14. ____________________
15. ____________________
16. ____________________
17. ____________________
18. ____________________

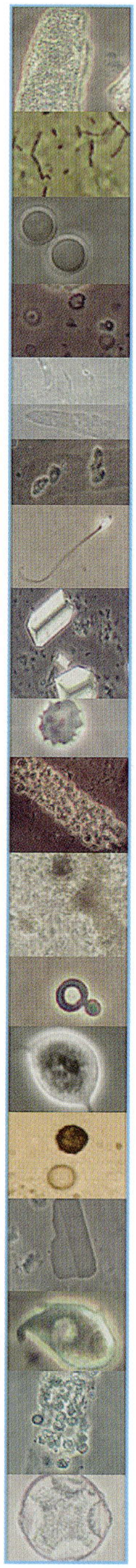

19. ____________________
20. ____________________
21. ____________________
22. ____________________
23. ____________________
24. ____________________
25. ____________________
26. ____________________
27. ____________________
28. ____________________
29. ____________________
30. ____________________
31. ____________________
32. ____________________
33. ____________________
34. ____________________
35. ____________________
36. ____________________

◘ **Abb. 13.3** Übungsblatt zum Ausfüllen

13.4 Was ist was? Bakteriurie und/oder Kristallurie? (▣ Abb. 13.4)

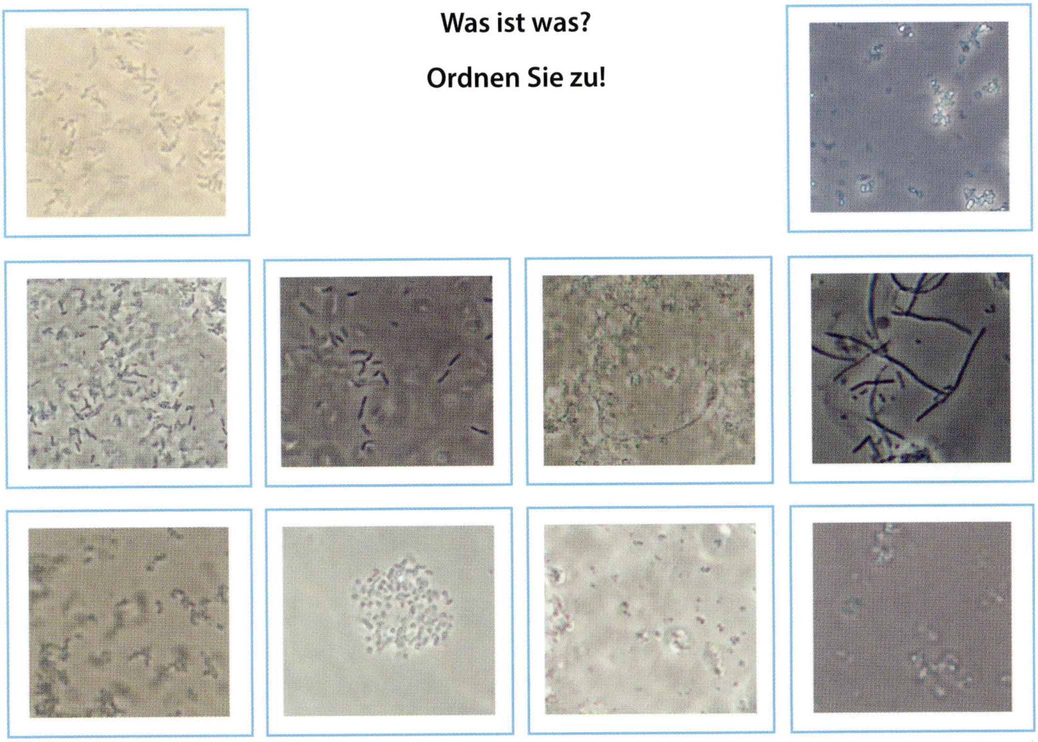

▣ **Abb. 13.4** Was ist was? Bakteriurie und/oder Kristallurie?

13.4.1 Auflösung (◘ Abb. 13.5)

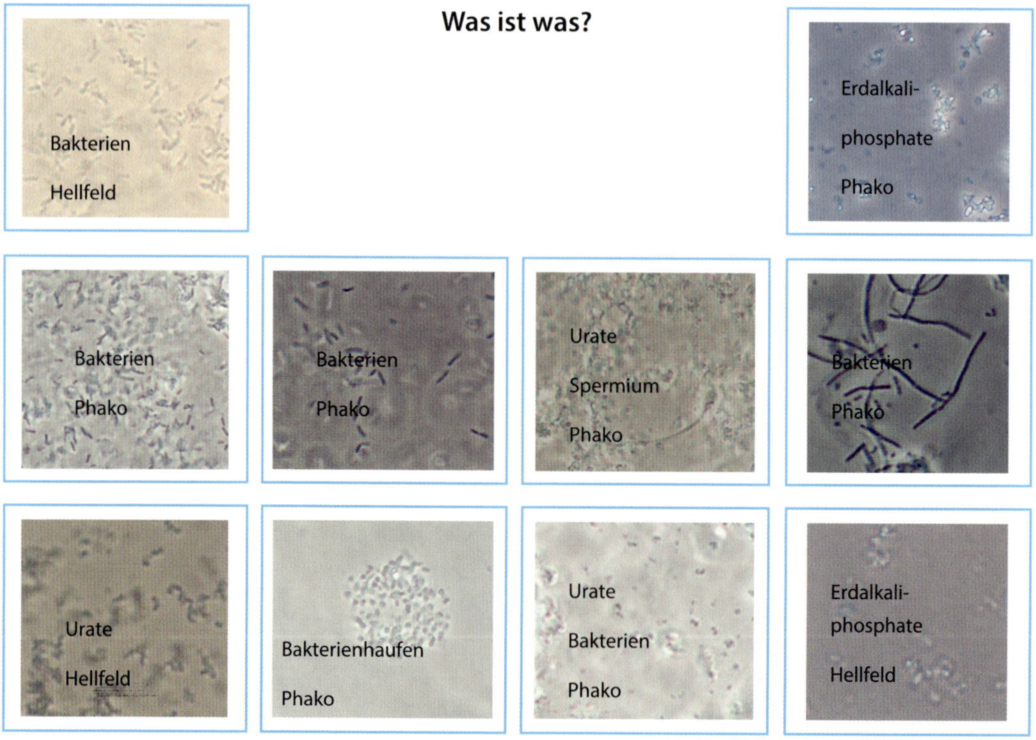

◘ **Abb. 13.5** Auflösung: Bakteriurie und/oder Kristallurie?

13.5 Was ist was? Hämaturie? (▫ Abb. 13.6)

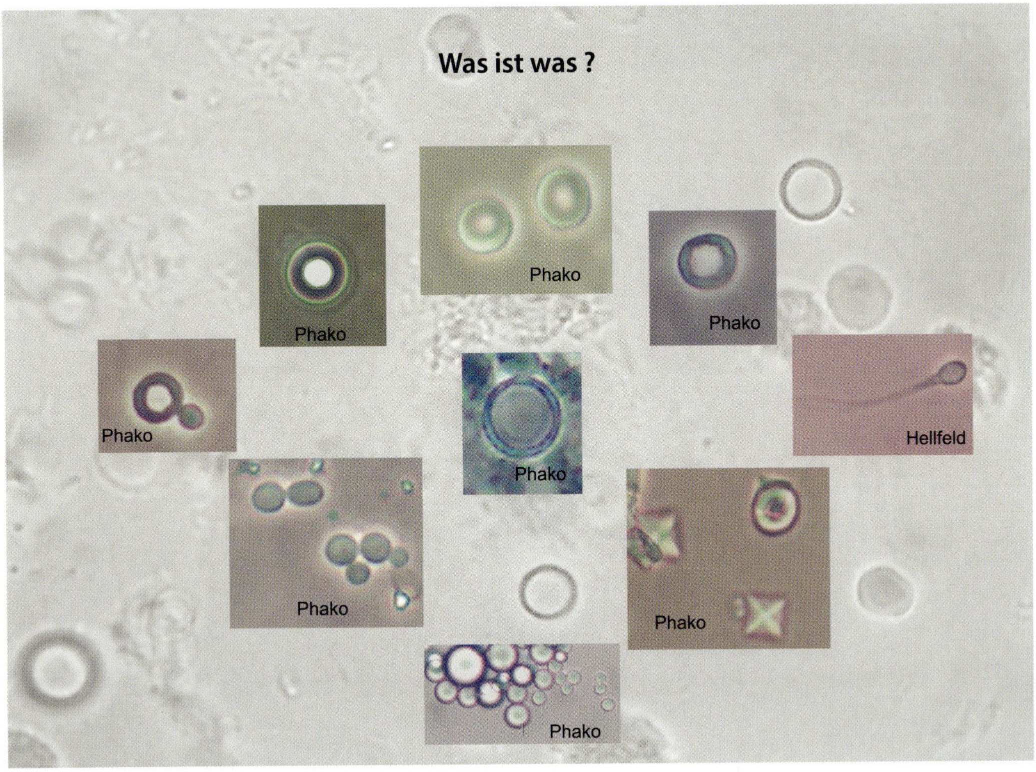

▫ **Abb. 13.6** Was ist was? Hämaturie?

13.5.1 Auflösung (◘ Abb. 13.7)

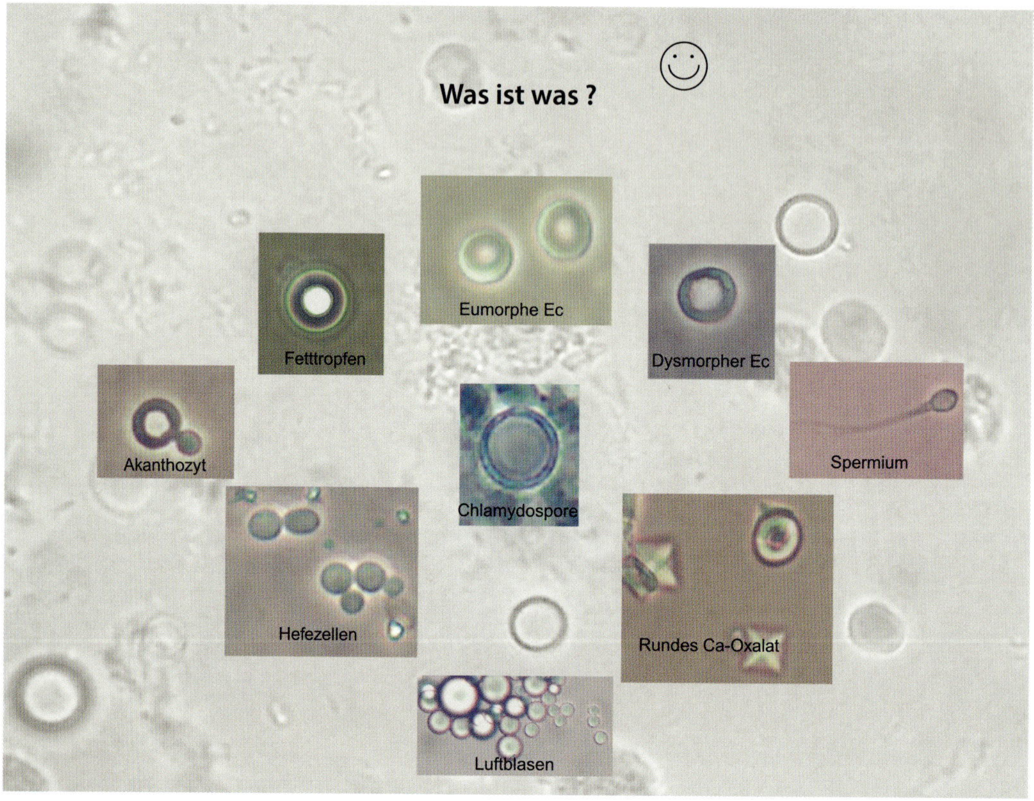

◘ **Abb. 13.7** Auflösung: Was ist was? Hämaturie?

13.6 Was ist was? (Abb. 13.8)

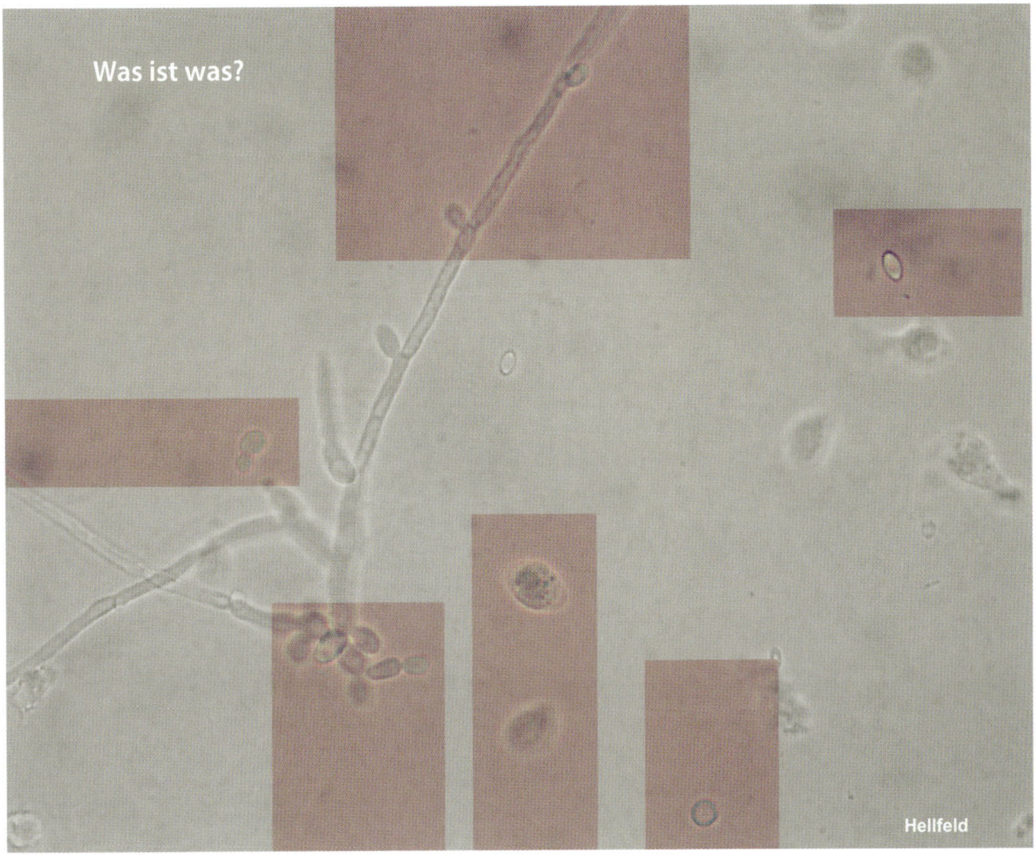

Abb. 13.8 Was ist was?

13.6.1 Auflösung (◘ Abb. 13.9)

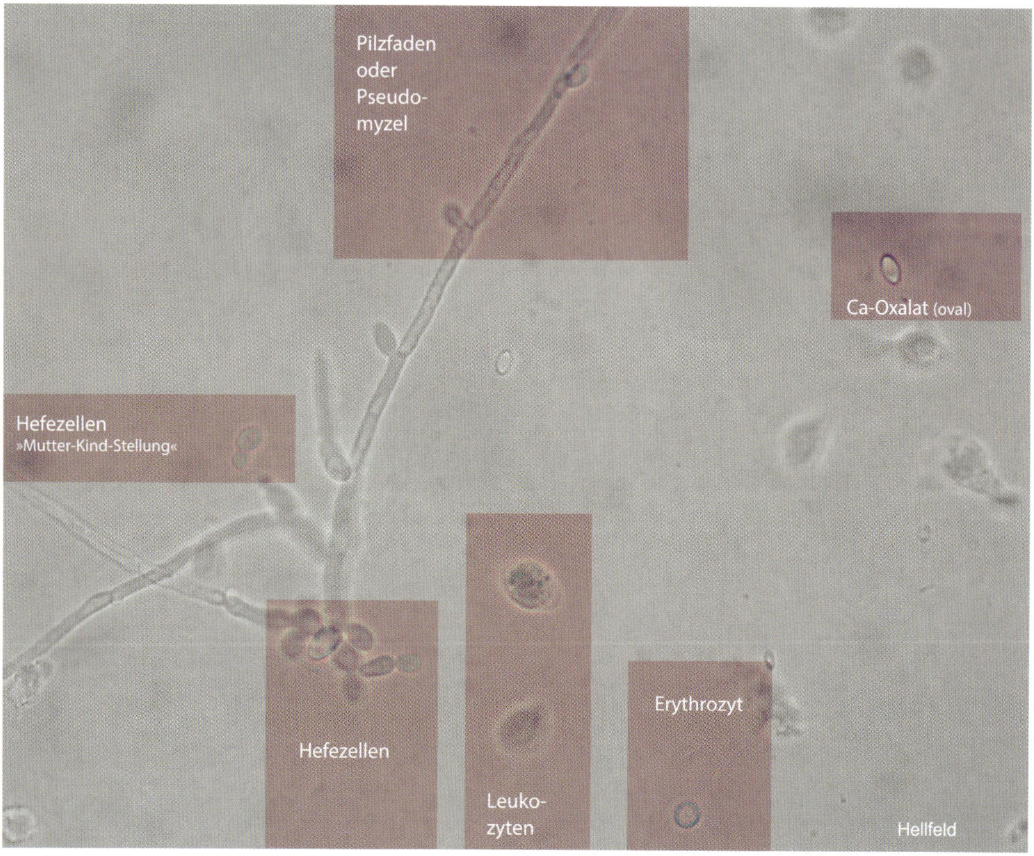

◘ **Abb. 13.9** Auflösung: Hefezelle, Pilzfaden, Ca-Oxalat, Erythrozyt, Leukozyt

13.7 Was ist was? (Abb. 13.10)

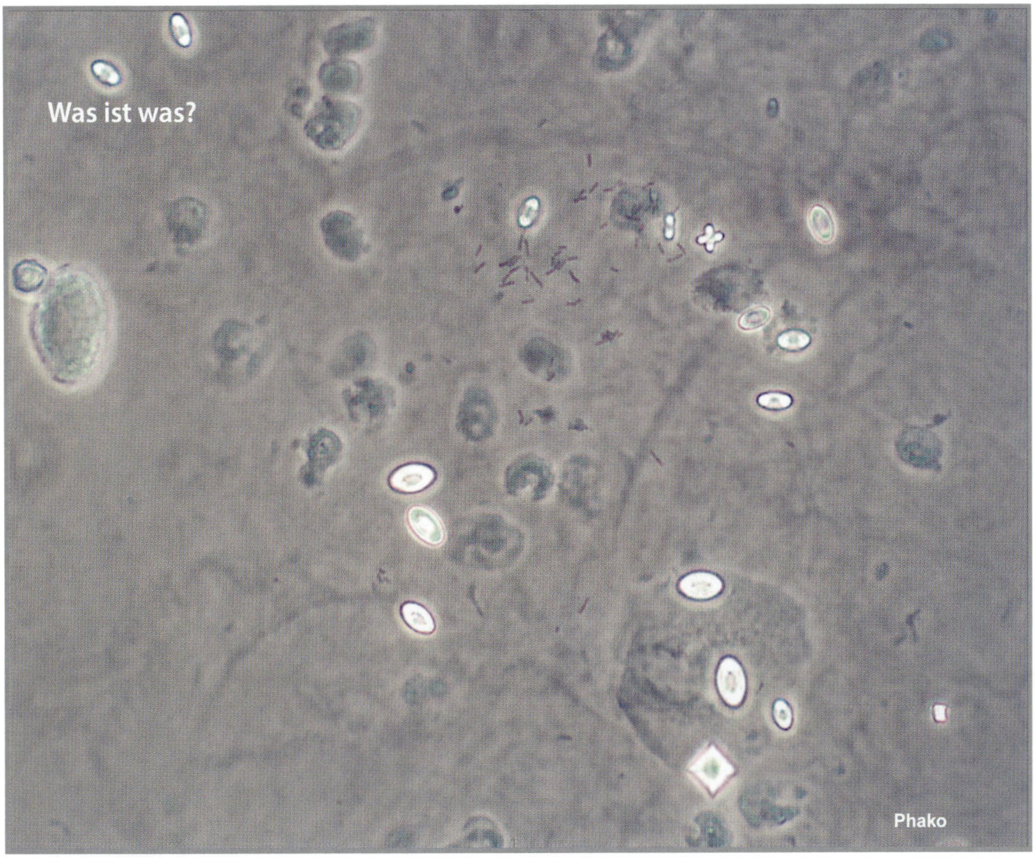

Abb. 13.10 Was ist was?

13.7.1 Auflösung (◘ Abb. 13.11)

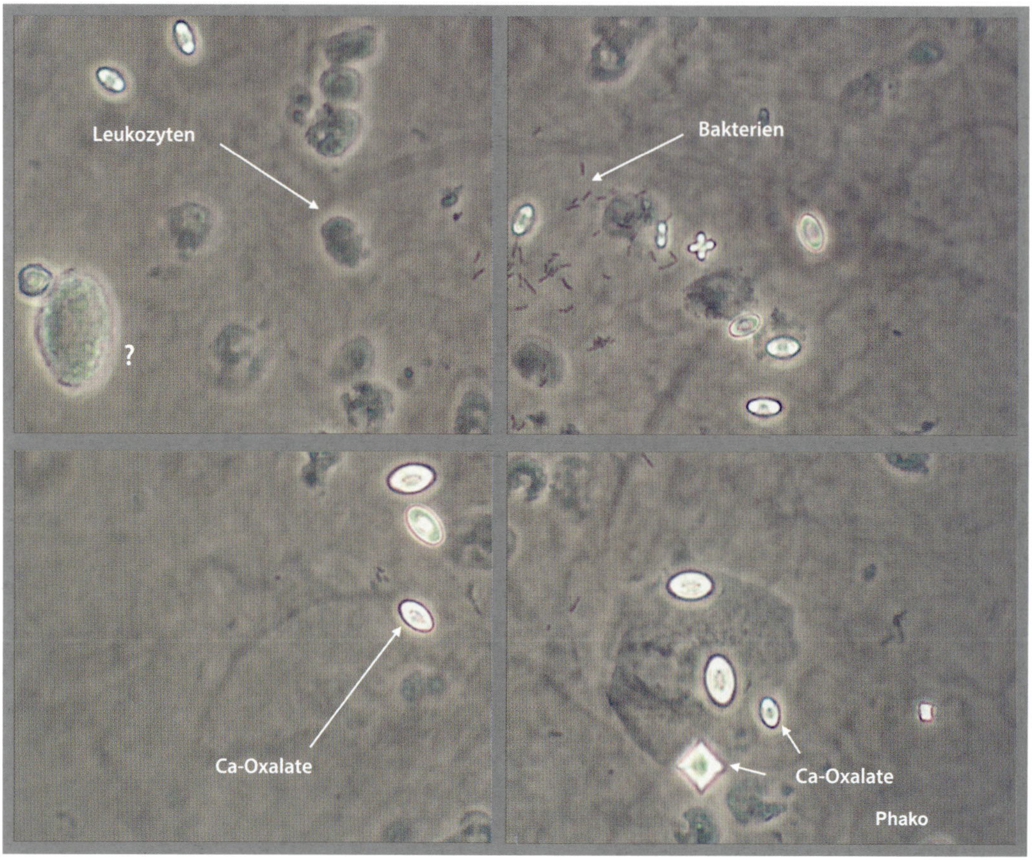

◘ **Abb. 13.11** Auflösung: Leukozyt, Bakterien, Ca-Oxalat

13.8 Was ist was? (Abb. 13.12)

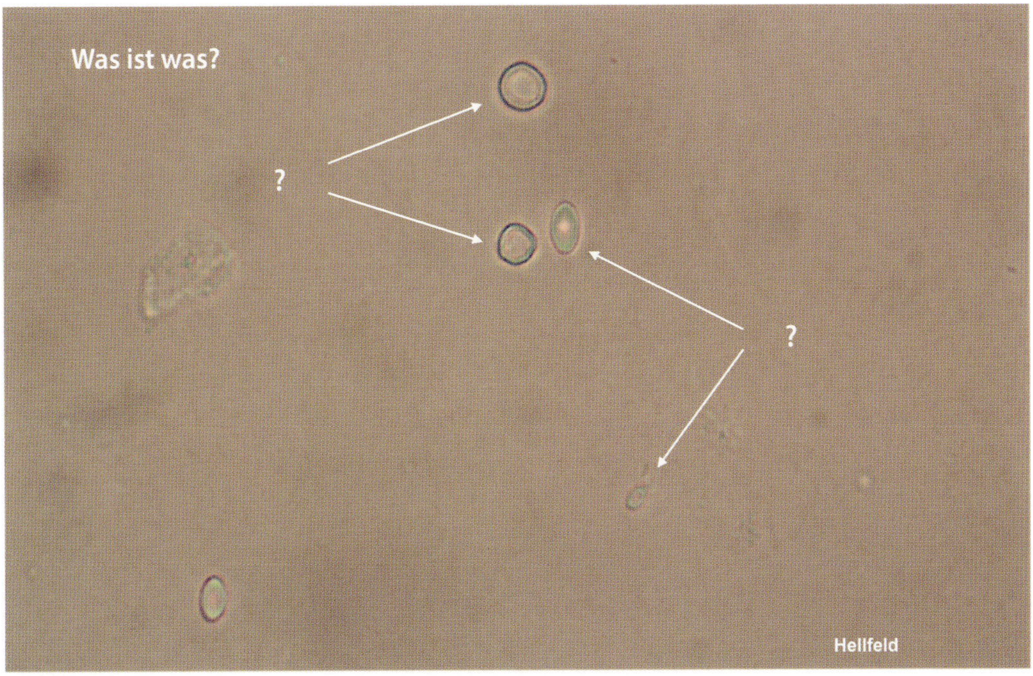

Abb. 13.12 Was ist was?

13.8.1 Auflösung (▪ Abb. 13.13)

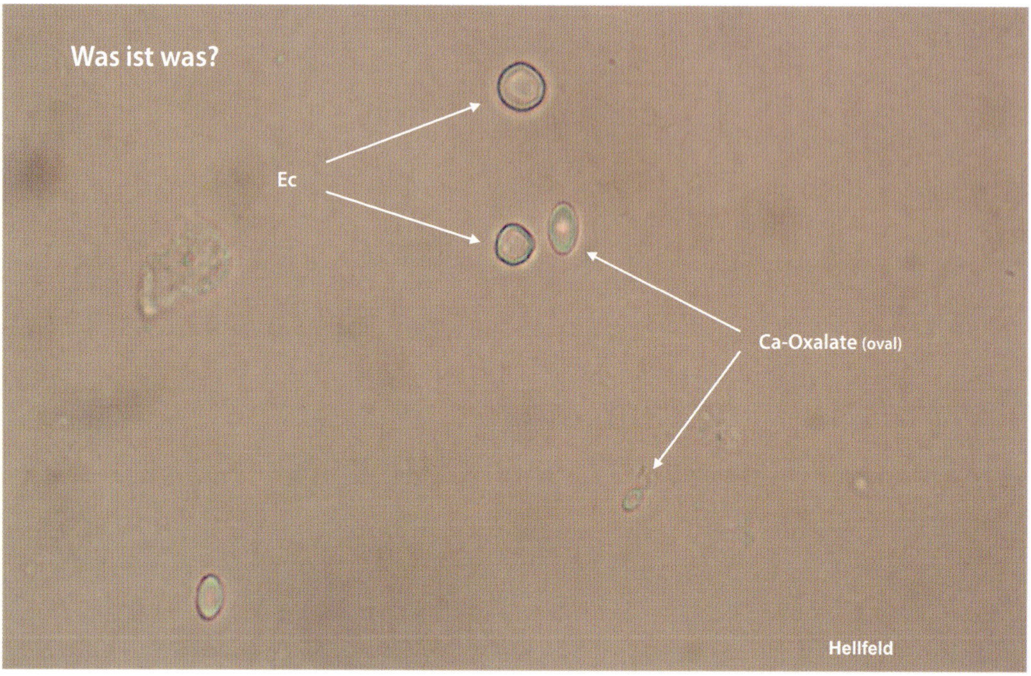

▪ **Abb. 13.13** Auflösung: Erythrozyt, Ca-Oxalat

13.9 Richtige mikroskopische Ebene?

13.9.1 Auflösung (Abb. 13.14; Abb. 13.15)

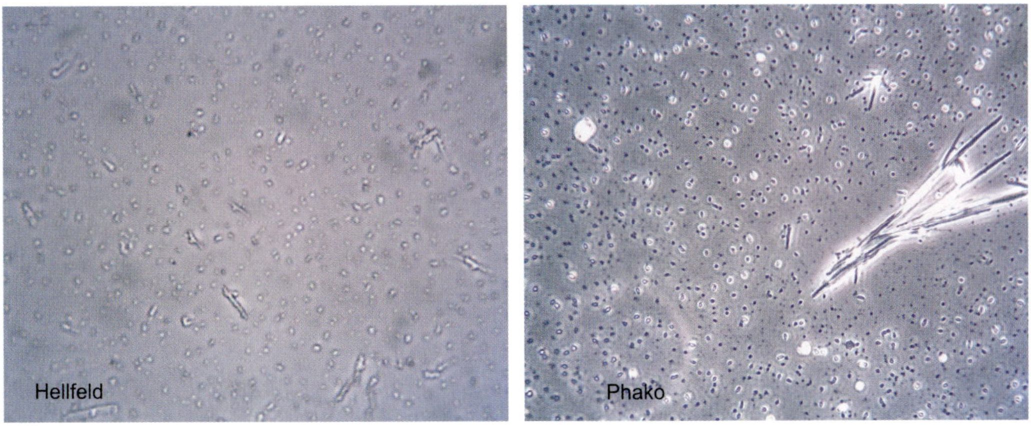

Falsche Ebene!

Objektträger lag auf einem frisch desinfizierten Arbeitstisch.

Abb. 13.14 Falsche Ebene

Richtige Ebene!

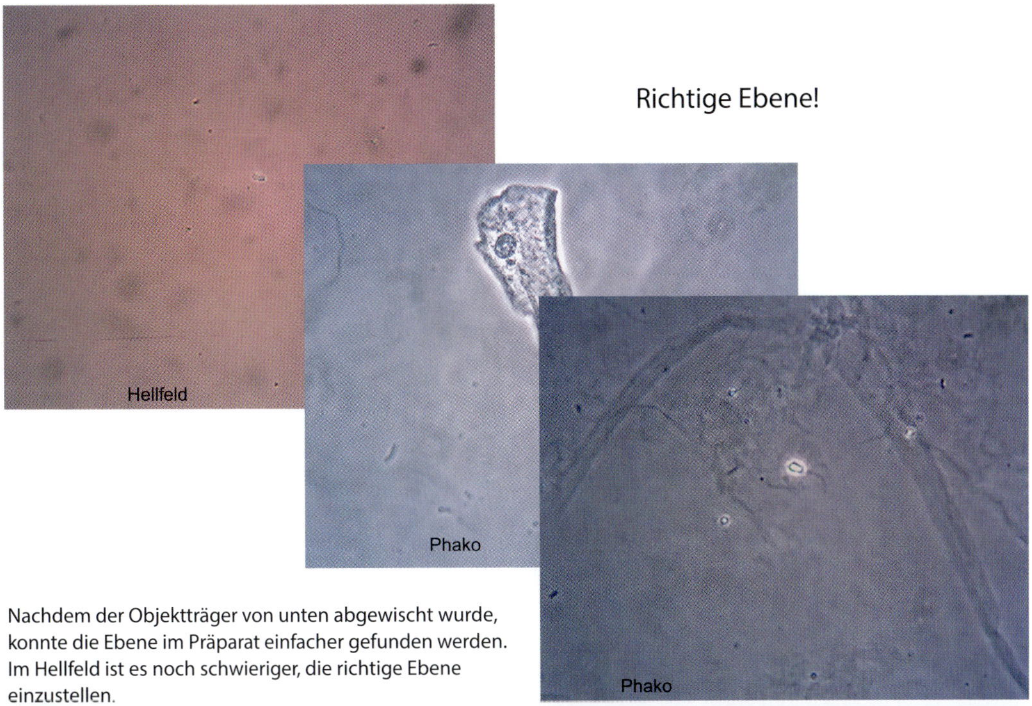

Nachdem der Objektträger von unten abgewischt wurde, konnte die Ebene im Präparat einfacher gefunden werden. Im Hellfeld ist es noch schwieriger, die richtige Ebene einzustellen.

Abb. 13.15 Richtige Ebene

13.10 Schematische Urinsedimentbilder – Quiz

13.10.1 Zelluläre Bestandteile (Abb. 13.16)

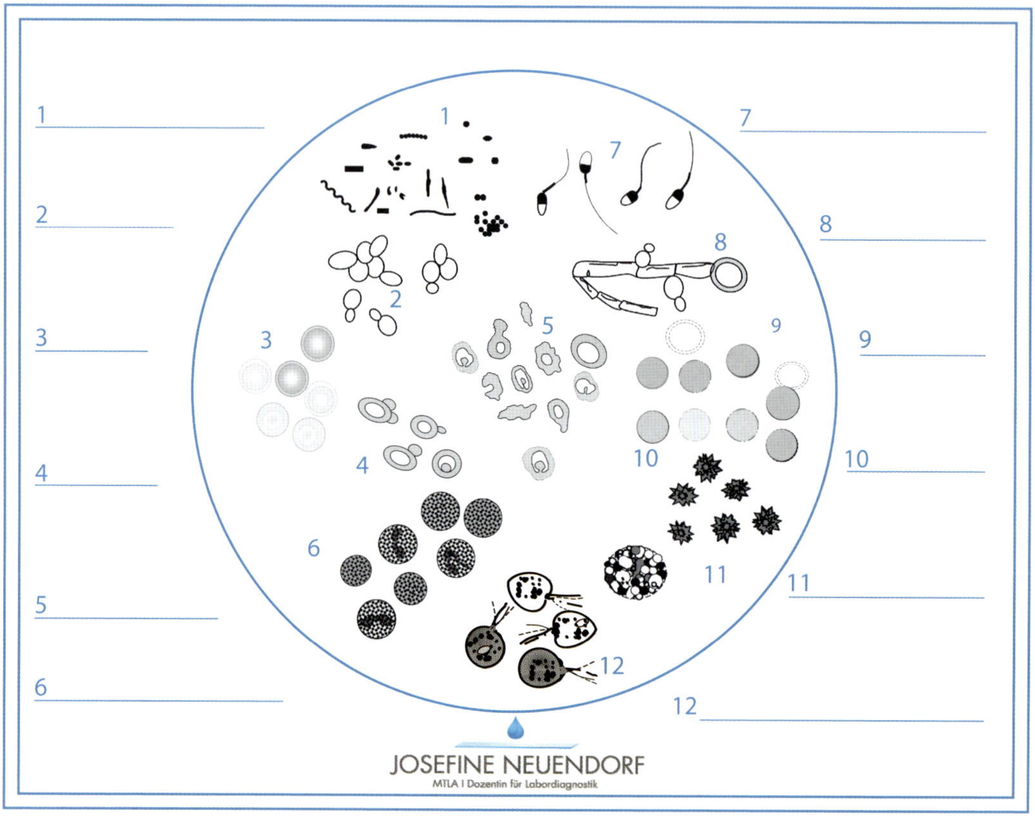

Abb. 13.16 Zelluläre Bestandteile etc.

13.10.2 Epithelien (◘ Abb. 13.17)

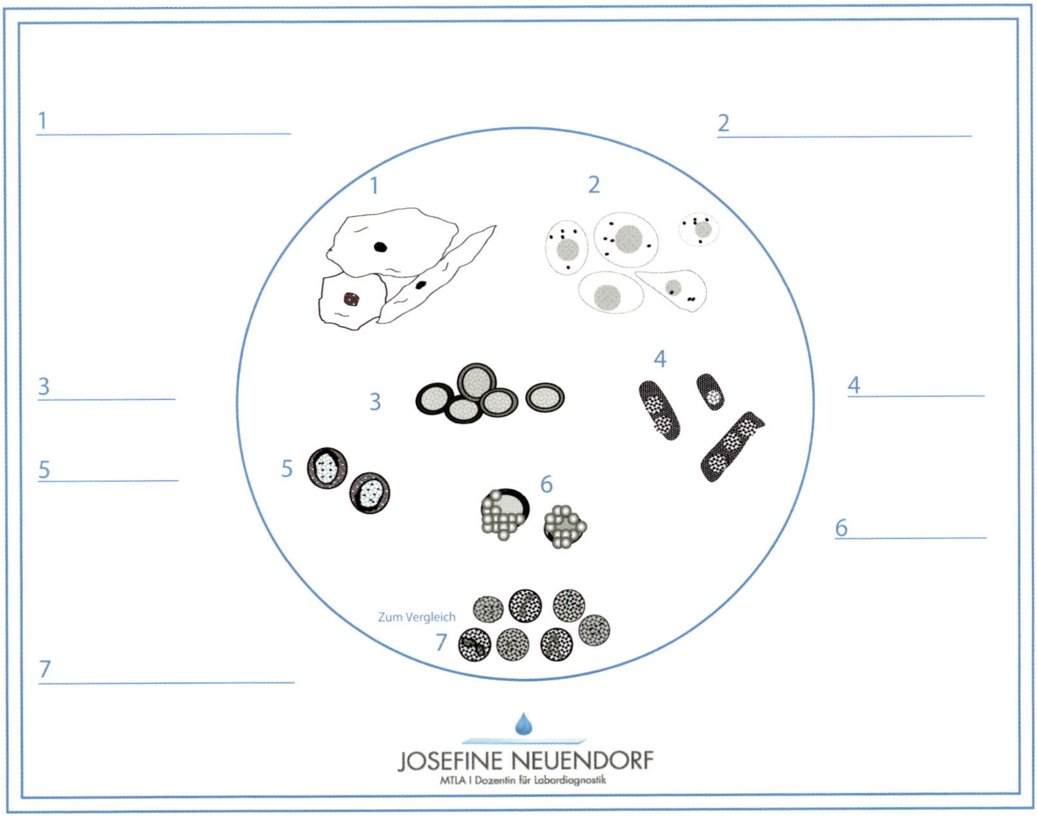

◘ **Abb. 13.17** Epithelien

13.10.3 Zylinder (Abb. 13.18)

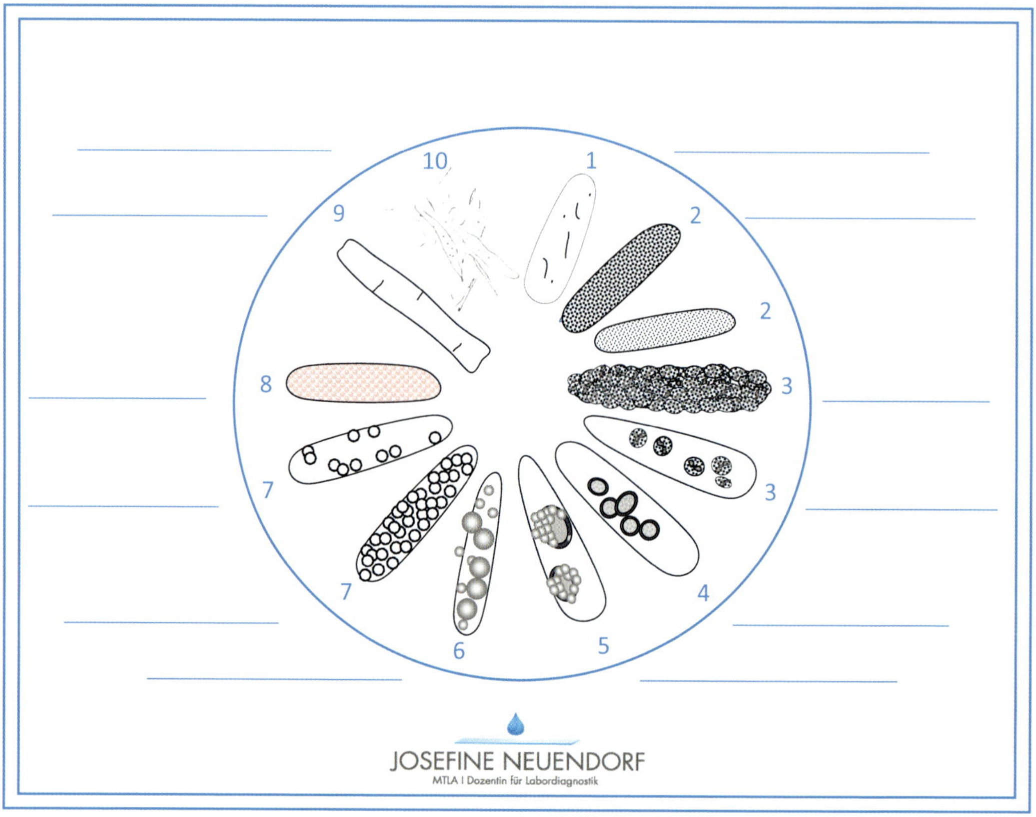

Abb. 13.18 Zylinder

13.10.4 Kristalle (▫ Abb. 13.19)

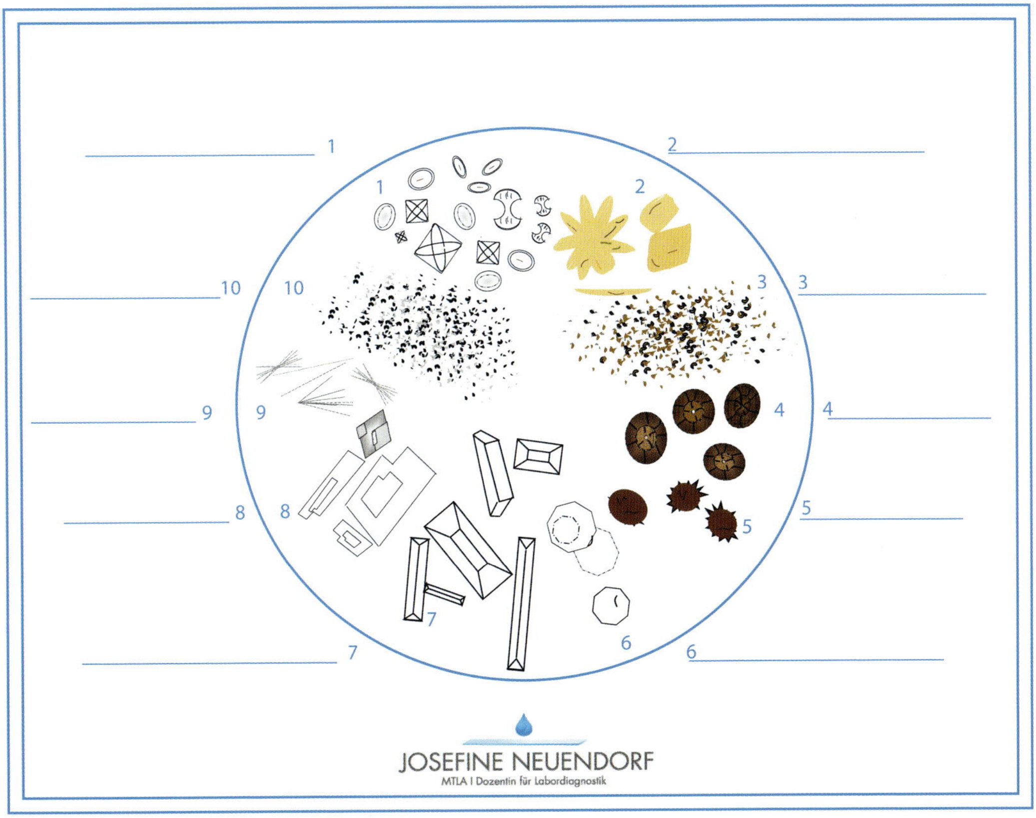

▫ **Abb. 13.19** Kristalle

Stichwortverzeichnis

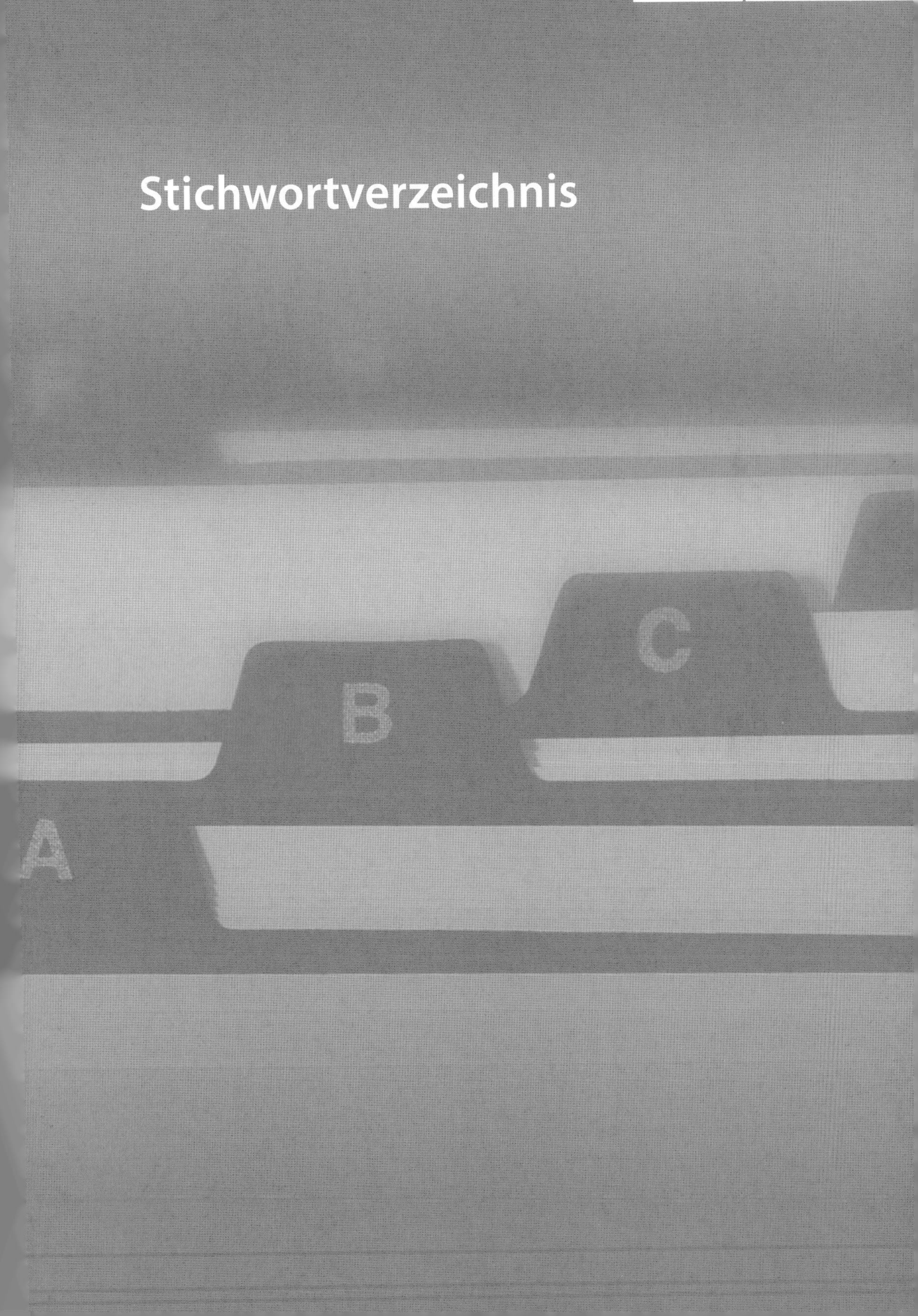

A

ableitende Harnwege 28, 32
Aceton 16
Akanthozyt 28, 30, 31, 59, 64, 109, 118, 123, 126, 150, 156
- dysmorpher Erythrozyt 28
- NW: <5 % 30
- Endokugel 30
- Exokugel 30
- Glomeruli 30
- Vergleich: Hefezellen 64
akutes Nierenversagen 35
alkalischer Urin 33, 82, 97
allergische Reaktion 31, 69
Ammoniak 16
Ammonium-Magnesium-Phosphat 39
Ammoniumuratkristall 39, 94, 150
amorphe Erdalkaliphosphate 38, 39, 97, 154
- Sandkörnchen 39
amorphe Harnsäuresalze 38
- Sandkörnchen 38
Anatomie von Niere und ableitender Harnwege 28
- Glomerulus 28, 34
- Harnblase 28
- Nephron 28, 34
- Niere 28
- Nierenbecken 28
- Nierenkörperchen 28, 34
- Sammelrohr 28
- Tubulussystem 28, 34
- Ureter (Harnleiter) 28
- Urethra (Harnröhre) 28
Anisozytose 33
Anurie 16
Aperturblende 4, 9, 22, 23
Artefakt 40, 80, 81, 86, 101, 103, 104, 109, 111, 115, 123, 150
- Fäkalien 41, 104
- Faser 40, 41, 103, 104, 111
- Fetttröpfchen 102
- Fetttropfen 40, 155
- Glasscherben 94
- Glassplitter 41, 101
- Haar 41, 103
- Handschuhe 40
- Luftblase 21, 22, 40, 41, 102, 156
- Medikamentenkristall 38, 42
- Pollen 40, 41, 101
- Salben 16, 40
- Schuppen 41
- Stärkekörner 101
- Staub 40, 41, 103
- weitere 104
- Zäpfchen 16, 40
atypische Zelle 33, 79, 123
Ausschwingzentrifuge 18, 19, 20
Auswertung 109
- Abstufungen 24, 25
- halbquantitative 24
- Kreuze 24, 25

B

Bakterien 24, 36, 39, 65, 73, 90, 109, 150, 154, 160
- Bakterienfluss 111
- Bakterienhaufen 90, 138, 154
- Bakterienrasen 91
- Döderlein-Stäbchen 92
- harnstoffspaltende Bakterien 16
- Kettenbildung 90, 137
- Kokken 36, 90
- Kreuze 24
- längliche 36, 65
- Mengenangabe 91
- runde 36
- Stäbchen 36, 90
Bakteriurie 16, 39, 138, 139, 140, 141, 154
Befundung 123, 124
- Basisbefund 123, 124
- Befundungsblatt Urinstatus 123, 124
Beurteilung 24
Bildkontrast 8, 9
Bilirubin 16
Blickfeld 24

C

Calciumoxalat 39, 98, 112, 114, 115, 125, 150, 156, 158, 160
- Briefkuvertform 98, 111, 112, 114, 150, 160
- rund/oval 98, 112, 133, 150, 156, 158, 160, 162
- Sanduhrform 98, 115
Chlamydospore 37, 60, 63, 130, 156
Cholesterin 38, 40, 41, 94, 101, 150
Chromatin 32, 33, 74, 78, 79
Creatinkinase 36

D

Deckgläschen 21, 22, 40
Decoy-Zelle 33, 78
- Epithel mit Einschlüssen 33
- Epithel mit Viruseinschlüssen 78
- Kernchromatin 78
- Kernmembran 78
- Lockvogelzelle 78
Dekantieren 18, 19
Diabetes mellitus 16, 37
Diopter 12, 13, 14
distaler Tubulus 28, 34
Döderlein-Stäbchen 92

E

Ebene (mikroskopisch) 8, 9, 24, 163
Einheit 24
- aGsfd 24
- Bfd 24
- Gsfd 24
- hpf 24
Einschluss 33
- Granula 31, 32, 33, 34, 67, 69, 70
- Vakuolen 33, 37
Eiweißstoffwechselstörung 38
Entzündung 31, 32
eosinophiler Granulozyt 31, 69
Epithel 24, 28, 31, 41, 72, 100, 101, 165
- Abstufung 24
- altes 76, 78, 111, 150
- atypisches 76
- atypische Zelle 33, 79, 123
- Chromatin 74,
- Chromatinstruktur 79
- Decoy-Zelle 33, 78
- Fettkörnchenzelle 31, 32, 36, 76, 77, 78, 150
- geschwänztes Übergangsepithel 32, 73
- Granula 32, 33
- Kern-Plasma-Relation 74
- Nierenepithel 28, 32, 69, 72, 75, 150
- Nukleolen 79
- perinukleäre Aufhellungszone 31, 74
- Plattenepithel 28, 31, 32, 72, 73, 74, 76, 109, 150
- tiefe Urothelzelle 32, 72, 75, 136, 150
- Tubulusepithel 28, 32, 33, 36, 78
- Tumorzelle 31, 32, 79
- Übergangsepithel 32, 37, 72, 73, 74, 76, 150
- Urothel 28, 32
- Viruseinschluss 78
- Zellkern 79
- Zellverband 32, 33, 73
Erdalkaliphosphat 154
Erythrozyt 16, 24, 30, 39, 40, 46, 66, 98, 102, 109, 150, 158, 162
- Akanthozyt 28, 30, 31, 59, 64, 109, 118, 123, 126, 150, 156

- Abstufung 24
- bikonkave Form 30, 55
- dysmorpher 28, 30, 57, 58, 150, 156
- Erythrozytenschatten 30, 55, 150
- eumorpher 28, 30, 55, 56, 57, 150, 156
- Fragment 30, 58
- hypertoner Harn 30
- hypotoner Harn 30
- normaler 30, 55
- Schatten 55
- stechapfelförmiger 30
- Stechapfel 55, 59, 150

Erythrozytenmorphologie 44
Erythrozyturie 57

F

Farbe 16
Färbetechnik 44
Faser 40, 41, 103
Fehlercheckliste Urinsediment-herstellung 18
Festwinkelkopfzentrifuge 19, 20
Fetteinlagerung 75, 76, 83
Fettfärbung 44, 115, 143
Fettkörnchenzelle 31, 32, 36, 76, 77, 78, 150
- ovale 77

Fetttropfen 35, 40, 102, 156
Fetttröpfchen 32, 77, 87
feuchte Kammer 21
Fieber 39
Fieberzustand 34
Flagellaten 36, 71, 145
Fragment 30, 58
Frontlinse 4, 8, 9, 22, 23
Fuchs-Rosenthal-Zählkammer 46

G

Geruch 16
Gesichtsfeld 24, 25
- Gesichtsfeldblende 26

Gicht 38, 39
Glitzerzelle 31
Glomerulonephritis 30, 35
Glomerulus 28, 30, 34
Glukosurie 16
Glykoprotein 33
Granula 31, 32, 33, 34, 37, 67, 69, 70, 77

H

Haar 41
Hämaturie 30, 57
- dysmorphe 118, 119, 120, 126, 127, 128
- Erythrozyturie 57
- eumorphe 57, 117, 121, 125
- Makrohämaturie 16, 30
- Mikrohämaturie 30
- postrenale 57
- renale 57

Hämoglobin 16
Hämoglobinurie 36
Hämolyse 16, 36
Halogenlampe 5
Harnblase 28, 32
Harncharakter 123
Harnchemie 123
Harnleiter 28, 32
Harnröhre 28, 32
Harnsäurekristall 38, 41, 95, 150
Harnwegsinfekt 16, 30, 31, 32, 36
Hefepilz 37
- Chlamydospore 37, 60, 63, 130, 156
- Haufenbildung 62
- Hefezelle 24, 37, 40, 60, 61, 62, 64, 93, 133, 156, 158
- Mutter-Kind-Stellung 37, 60, 64, 130, 131, 132, 133, 158
- Pilzfaden 37, 60, 61, 62, 65, 132, 150, 158
- Pseudohyphe 37, 61
- Pseudomyzel 37, 61

Hellfeld 12, 22, 23, 24, 34, 35, 38, 39, 46, 84, 88, 95, 96
Hellfeldmikroskop 12, 23
- Aperturblende 23
- Ebene 9, 24, 163
- Kondensor 23
- Leuchtfeldblende 23
- Mikrometerschraube 4, 24
- Phako-Phasenblende 23

Herstellen des Nativpräparats 21
- Dekantieren 18, 19
- Luftblase 21, 22
- Sedimentverteilung 22

Hilfsmikroskop 12, 13, 14
- Zentrierung 13, 14

Histiozyt 31, 41, 70, 77, 78, 100, 150
- Vakuole 31, 70, 77

hypertoner Harn 30
hypotoner Harn 30

I

interstitielle Nephritis 35
Immunsystem, geschwächtes 33

J

Justierung des Mikroskops 8

K

Katheterurin 31, 76, 123
Kernchromatin 78
Ketonurie 16
Köhlern des Mikroskops 8, 9
- Bildkontrast 8, 9
- Köhlerpräparat 8, 9
- KOVA®-Präparat 9
- Kurzanleitung Köhlern 9
- Zählkammer 9

Kondensor 4, 8, 9
Kondensorblende 4
KOVA®-Farbreagenz 9, 44, 120
Kreuztisch 4
Kristall 16, 24, 35, 37, 38, 73, 94, 167
- Ammoniumurat 39, 94, 150
- amorphes Erdalkaliphosphat 38, 39, 97, 154
- Calciumoxalat 39, 98, 112, 114, 115, 125, 150, 156, 158, 160
- Cholesterin 38, 40, 41, 94, 101, 150
- Harnsäurekristall 38, 41, 95, 150
- Leucin 38, 39, 94, 150
- Medikamentenkristall 42
- nichtpathologisch 37, 38
- pathologisch 37, 38, 94
- Tripelphosphat 39, 99, 100, 150
- Tyrosin 38, 42
- Urate 16, 38, 39, 41, 80, 96, 97, 150, 154
- Ziegelmehlsediment 38, 96, 97
- Zystin 38

Kristallnadel 42
Kristallurie 114, 115, 116, 117, 118, 121, 122, 142

L

Lampenwechsel 5
Leberschaden 38
Leuchtfeldblende 4, 8, 9, 22, 23
Leucin 38, 39, 94, 150

Leukozyt 24, 31, 37, 46, 66, 71, 78, 109, 150, 158, 160
- Abstufung 24
- alter 67, 150
- eosinophiler Granulozyt 31, 69
- Glitzerzelle 31
- Granula 31, 67, 69
- Histiozyt 31, 41, 70, 77, 78, 100, 150
- Leukozytenansammlung 68
- Leukozytenhaufen 68
- Lymphozyt 31, 69
- neutrophile Granulozyten 69
- Pyurie 16, 68
- segmentkerniger Granulozyt 31
- Sonderform 31
- Sternheimer-Malbin Zellen 31
Leukozyturie 16, 78, 110, 111, 112, 113, 134, 135, 136
- alte Urinprobe 137
- Bakterienfluss 111
Lipid 32
Lipidurie 16, 143
- Epithelzylinder 144
- mit Fettkörnchenzellzylinder 143
Luftblase 21, 22, 40, 41, 102, 156
Lymphozyt 31
Lymphozyturie 69

M

Mäanderförmige Durchsicht 24
Makrohämaturie 16, 30
Makrophage 31, 70
makroskopische Beurteilung 15
- Farbe 15
- Geruch 15
- Trübung 15
Medikament 16, 37
Medikamentenausscheidung 42
Medikamentenkristall 38, 42
Mikroorganismen 36
Mikroskopaufbau 4
- Aperturblende 4, 9, 22, 23
- Frontlinse 4, 8, 9, 22, 23
- Kondensor 4, 8, 9
- Kreuztisch 4
- Leuchtfeldblende 4, 8, 9, 22, 23
- Mikrometerschraube 4, 24, 40, 84
- Objektiv 4, 12, 22, 25
- Okular 4, 25, 26
- Tubus 4
- Vergrößerung 4
Mikrometerschraube 4, 24, 40, 84
Mikroskoplampe 5
Mittelstrahlurin 18, 31, 73, 109, 123
Monozyten-Makrophagen-System 31
Morgenurin 18, 123
Muskelverletzung 36
Mutter-Kind-Stellung 37, 60, 64, 130, 131, 132, 133, 158
Myoglobin 16
Myoglobinurie 36

N

Nativharn 18
Nativpräparat 12, 21, 32, 37, 40, 92
- Luft 40
- Luftblase 40
Nephrolithiasis 39
Nephron 28
nephrotisches Syndrom 16, 32, 36
neutrophiler Granulozyt 69
Newton'scher Ring 47
Niere 28, 32
Nierenbecken 28, 32, 33
Nierenerkrankung 30, 34, 35, 38
Nierengewebe 28, 33
Nierenkörperchen 28, 34
Nierentransplantation 31, 33
Nierentumor 28, 30, 57
Nierenversagen 35
Normalbefund 146
Normalwert 25, 26
Nukleolen 33, 79

O

Objektfeld 25, 26
Objektiv 4, 12, 22, 25
Objektträger 21, 40
Okular 4, 25, 26
Oligurie 16

P

Papanicolaou-Färbung 44
periphere Aufhellungszone 31, 74
Phasenkontrast 24, 30, 34, 46, 76, 88, 90
Phasenkontrastmikroskop 22
Phasenkontrastmikroskopie 11, 12, 76
- Abbé-Kondensor 13
- Ausrüstung für die 13
- Diopter 13, 14
- Hilfsmikroskop 13, 14
- Kondensor 12
- Kondensorphasenring 14
- Objektiv 12, 22, 23
- Okular 12, 14
- Phako-Kondensor 13
- Phako-Objektiv 13
- Phako-Phasenblende 22, 23
- Phasenkontrasteffekt 14
- Phasenkontrasteinsatz 13
- Phasenkontrastschieber 13
- Phasenkontrast-Zentrierschrauben 14
- Phasenring 12, 13, 14
- Ringblende 12, 14
- Zentrierfernrohr 14
- Zentrierung der 13, 14
Phosphaturie 16
Pilzfaden 37, 60, 61, 62, 65, 132, 150, 158
- Haufenbildung 62
- Pseudohyphe 37, 61
- Pseudomyzel 37, 61
Pilzinfektion 37
Plasmaprotein 34, 35
Plastiktropfpipette 21
Pollen 40, 41, 150
Polyomavirus 33
- Chromatin 33
- Urothelzelle 33
Polyurie 16
Porphyrin 16
Proteinurie 34, 143
Pyelonephritis 31, 35
Pyurie 16, 68

Q

Quantitative Beurteilung/Einheiten 24
- mäanderförmiger Durchsicht 24
- Mengenangaben 91, 96

R

Reinigung und Pflege des Mikroskops 4
- Glasreinigerlösung 4
- Reinigungslösung 4
- Spülilösung 4
renale Erkrankung 30
Rotorradius 18, 20
rundes Ca-Oxalat 156

S

Salz 16, 24, 36
- amorphe 36, 38
- amorphe Erdalkaliphosphate 39

Sammelbild aller Urinsedimentbestandteile 150
- Schematische Urinsedimentbilder – Quiz 164
- Übungsblatt 152
- Zuordnung 151
Sammelrohr 28, 34
Sandkörnchen 38, 39
saurer Urin 97
Scharlachrot 36, 76
Scharlachrotfarbe 44
Schematische Urinsedimentbilder – Quiz 164
- Epithel 165
- Kristall 167
- Zelluläre Bestandteile 164
- Zylinder 166
Schleim 65, 123
Schleimfaden 34, 36, 37, 65, 80, 81, 89, 109, 123, 150
schwere Nierenerkrankung 35
Sediment 18
Sedimentbestandteile 24
- sonstige 40
Sedimentröhrchen 18
Sehfeld 8
Sehfeldzahl 24, 25, 26
- Gesichtsfeld 26
- Objektfeld 26
Spermium 24, 40, 93, 150, 154, 156
- Spermienkopf 93
Spontanurin 123
Staub 40, 41
Steine 30
Sternheimer-Malbin-Lösung 44
Sternheimer-Malbin-Zelle 31
Sudanrotfarbe 44

T

Tamm-Horsfall-Protein 33, 36
toxische Schädigung 32
Transplantatabstoßung 32
- Transplantatabstoßungsreaktion 69
Trauma 30
Trichomonade (Flagellaten) 36, 37, 71, 145, 150
- Trichomonadeninfektion 37
Tripelphosphat 39, 99, 100, 150
- Balken 100
- Sargdeckelform 99, 150
Trübung 16
tubuläre Schädigung 32
Tubulusschädigung 35
Tubulussystem 28, 34
Tubus 4
Tumore der ableitenden Harnwege 30
Tumorzelle 31, 32, 79
Tyrosin 38, 42
Tyrosinnadel 42

U

Umdrehungszahl 20
- relative Zentrifugalbeschleunigung 20
- Zentrifugenrotationsradius 20
Urate 16, 38, 39, 41, 80, 96, 97, 150, 154
- Menge 96
- Sandkörnchen 38
- Ziegelmehlsediment 38, 96, 97
Uraturie 16
Urinprobe
- alte 31, 39, 41, 67, 80, 82, 96, 97, 150, 154
Ureter 28, 33
Urethra 28
Urinbecher 18
Urinmonovette® 18
Urinröhrchen 18
Urinsedimentbestandteil 29
Urinzytologie 32, 44
Uromodulin 33
Urothel 32, 33
Urothelzelle 32
- Chromatin 32
- geschwänztes Übergangsepithel 32, 73
- Granula 32
- tiefe 32, 72, 75, 136, 150
- Übergangsepithel 32, 37, 72, 73, 74, 76, 150

V

Vaginalabstrich 92
- Exkurs 92
- Normalflora 92
- Plattenepithel 92
- Vaginalsekretbeimengung 92
Vaginalsekret 16, 32
Vakuole 31, 33, 37, 70, 77
Vergrößerung 4
Vitaminpräparat 16

W

Wartung des Mikroskops 5

Z

Zählkammer 9
Zählkammermethode 18
Zellbeschreibung 33, 124
- Zellen atypisch 33, 79, 123
Zellgröße 33
Zellkern 33, 74, 75, 77, 79
- atypisch 32, 79
- bisegmentiert 69
- Chromatin 32, 33, 74, 78, 79
- Chromatinstruktur 79
- Entkernung 67
- Kernchromatin 78
- Kerngestalt 33, 75
- Kerngröße 33
- Kern 66
- Kern-Zytoplasma-Verhältnis 33, 74
- Nukleole 79
- vielgestaltig 79
Zellverband 32, 33, 73
Zellvolumen 58
Zellzählung 46
- Auszähltechnik 47
- Befüllen 47
- Berechnung 46
- Fuchs-Rosenthal-Zählkammer 46
- Gruppenquadrat 46, 47, 48
- Kleinstquadrat 46, 48
- Luftblase 47
- Mikroskopeinstellung 46
- Newton'scher Ring 47
- Normalbereich 46
Zentrierfernrohr 14
Zentrifuge 18, 20
Zentrifugennomogramm 18, 20
Zentrifugentyp 19
- Ausschwingzentrifuge 18, 19, 20
- Festwinkelkopfzentrifuge 19, 20
- Rotationsachse 20
- Rotationsradius 20
- Zentrifugierdauer 18
- Zentrifugierergebnis 19
- Zentrifugierstärke 19
Ziegelmehlsediment 38, 96, 97
Zylinder 24, 28, 33, 34, 40, 41, 68, 73, 80, 103, 109, 123, 166
- aGsfd 24
- alte 82
- distaler Tubulus 28, 34
- Einkerbung 35, 89
- Epithelzylinder 34, 35, 85, 144, 150
- Erythrozytenzylinder 34, 35, 84, 88, 127, 150
- Fettkörnchenzellzylinder 35, 36, 87, 143
- Fettzylinder 34, 35, 87, 143, 150
- gemischte Zellzylinder 84

Zylinder
- granulierter 34, 83, 84, 150
- großer Zylinder 88, 89
- Hämoglobinzylinder 34, 36
- hyaliner 33, 34, 36, 81, 83, 89, 150
- Leukozytenzylinder 34, 35, 68, 84, 85, 150
- Lipidzylinder 34, 35, 143
- Mikrokroskopiertechnik 84
- Myoglobinzylinder 34, 36
- Pseudozylinder 34, 36, 80
- renale Hämaturie 35
- Schleimfaden 34, 36, 37, 65, 80, 81, 89, 109, 123, 150
- unechte Zylinder 80
- Wachszylinder 34, 35, 80, 86, 88, 89, 150
- Zellzylinder 84
- Zylindurie 34, 144

Zystin 38

Zytoplasma 32, 33, 67
- Kern-Zytoplasma Verhältnis 33, 74